DU CANCER

ET DE SA

CURABILITÉ SANS OPÉRATION

PAR

LE DOCTEUR CABARET

DEUXIÈME ÉDITION

PARIS

EN VENTE CHEZ JULES MASSON

RUE DE L'ANCIENNE-COMÉDIE, 26

ET CHEZ L'AUTEUR, RUE DU CHERCHE-MIDI. 89

1865

DU CANCER

ET DE SA

CURABILITÉ SANS OPÉRATION

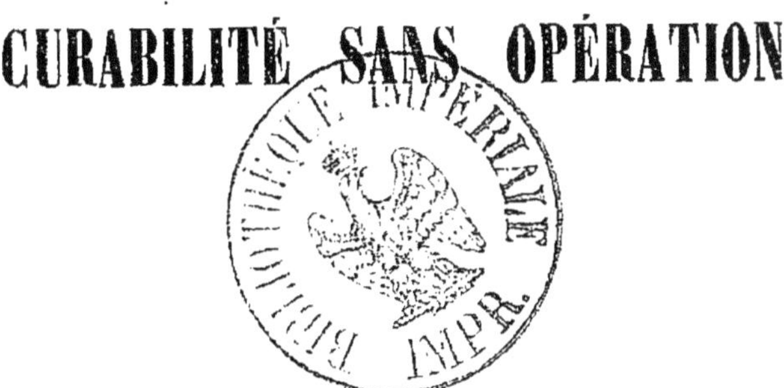

Paris. — Typ. de Cosson et comp., rue du Four-Saint-Germain, 43.

DU CANCER

ET DE SA

CURABILITÉ SANS OPÉRATION

PAR

LE DOCTEUR CABARET

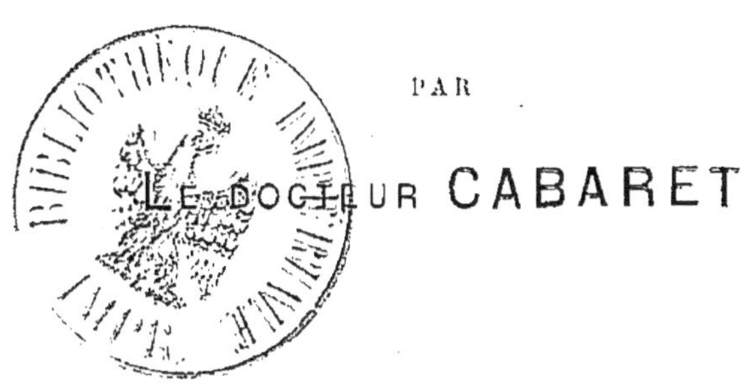

DEUXIÈME ÉDITION

PARIS

EN VENTE CHEZ JULES MASSON

RUE DE L'ANCIENNE-COMÉDIE, 26

ET CHEZ L'AUTEUR, RUE DU CHERCHE-MIDI, 89

1865

INTRODUCTION

—

Rien n'est plus vague que l'idée que les gens du monde et même certains médecins se font du cancer. Si l'on examine cliniquement les nombreuses affections que l'on désigne communément ainsi ; si l'on parcourt les travaux les plus complets qui ont été publiés sur cette matière, on ne tarde pas à reconnaître qu'à cette expression ne correspond pas un groupe d'affections identiques et définies. Cette assertion de notre part n'a rien d'exagéré, ainsi que l'on pourra s'en convaincre par le détail des faits exposés dans le courant de ce travail ; et cependant c'est sur une donnée aussi incomplète que l'on fait reposer le pronostic le plus sombre et le plus propre à désespérer le malade et à décourager le médecin.

Etrange contradiction ! tout le monde convient que les tumeurs cancéreuses que l'on rencontre dans la pratique, présentent les plus grandes différences d'évolution, de durée, d'origine, de causes, de manifestations, de texture, etc., et malgré cette donnée expérimentale si positive, on les réunit théoriquement dans le même groupe, on les enveloppe fatalement dans le même pronostic et on les marque du sceau de l'incurabilité.

Parmi les maladies les plus graves, les plus meurtrières pour l'espèce, pas une n'est fatalement mortelle ; toutes (peut-être est-ce une loi providentielle), laissent une porte ouverte à l'espérance : le choléra, la peste, la fièvre jaune, les fièvres pernicieuses, l'apoplexie peuvent guérir ; les tubercules pulmonaires guérissent fréquemment ; on cite des exemples de guérison de rage, de morve et seule l'affection qui nous occupe, est dépouillée de ce privilége par arrêt scientifique.

Une semblable exception inspire *à priori* quelque défiance, car la nature se plait aux lois générales, et dédaigne ces jeux singuliers ; mais un examen approfondi des faits et des doctrines infirme ce jugement et démontre qu'il est le résultat d'une étude incomplète, hâtive, et de théories erronées.

Cette opinion de l'incurabilité absolue du cancer ne repose en réalité que sur l'autorité ; mais, il faut bien le dire, elle est défendue par des hommes d'un grand talent, et que la science et de hautes positions officielles entourent d'un prestige légitime. Aussi, est-elle aveuglément adoptée par la foule nombreuse de disciples; ceux, plus rares, pour qui, la parole du maître n'est pas un argument suffisant, osent à peine élever la voix. L'anathème, en effet, ne leur ferait point défaut ; les qualifications injurieuses ne leur seraient point épargnées; et si, par hasard, le polémiste était couvert, comme Récamier, par l'éclat du talent et d'une honorabilité sans reproche, on changerait de tactique, on rejetterait son opinion sur l'amour du paradoxe, sur une espèce de crédulité, sur une, enfin, de ces faiblesses *quas humana parum cavit natura.*

De cela que résulte-t-il? C'est qu'en présence d'un cancer commençant, le médecin, imbu du préjugé de l'incurabilité, dans un but de pieuse philanthropie cherche à abuser le malade sur la gravité de son état. L'affection, du reste, par les allures insidieuses de son début se prête merveilleusement au stratagème ; l'on perd un temps précieux, et l'incurabilité devient ainsi une triste réalité. Il y a là un mal considérable ; car, outre la mort de l'individu, il résulte de ce système, un arrêt dans les recherches thérapeutiques, préjudiciable aux intérêts de la science et de l'humanité. Que tenter, en effet, en présence d'un mal irréparable? comme conséquence de ce déplorable système, nous n'hésitons pas à affirmer que les médecins et les chirurgiens, même parmi les plus éminents, savent à peine quelques mots de la thérapeutique du cancer.

C'est pour obvier, autant qu'il est en nous, à cet état de choses, que nous publions ce travail, car, et c'est chez nous une conviction arrêtée et profonde, le cancer pris à temps guérit presque toujours, même par de simples applications résolutives et un traitement général, dont la puissance nous a été révélée par une expérience de plusieurs années.

C'est pour obéir à un devoir de conscience que nous avons entrepris cette tâche plus périlleuse que difficile, et si pour prix de nos efforts nous n'obtenons que les sourires de l'incrédulité, ou les insinuations de la malveillance, nous n'en serons ni surpris ni trop ému : la récompense que nous ambitionnons est toute subjective : *fais ce que dois.*

Du reste, en dehors de nos idées sur le traitement, nous n'apportons rien de nouveau à la science; et si nous sommes entrés dans quelques considérations sur cette terrible affection, ce n'est point pour instruire ni le public ni les médecins. Nous n'ignorons pas que les données que nous reproduisons sont pour ainsi dire banales, et forment comme une espèce d'atmosphère scientifique où chacun puise et reverse à son tour sans grand mérite ni grande difficulté.

Aussi, si nous nous sommes astreint à ce rôle peu intéressant, c'est uniquement pour bien faire sentir que les maladies que nous avons traitées et guéries appartenaient bien réellement au groupe cancéreux, et éviter le reproche si souvent encouru, d'avoir, avec ces redoutables affections, confondu des maladies d'une nature plus bénigne.

DU CANCER

ET DE SA

CURABILITÉ SANS OPÉRATION

I

DÉFINITION. — DIVISION.

Les expressions de *cancer*, de *carcinome* ont
une étymologie évidente : elles dérivent des
mots grec et latin correspondants qui signi-
fient écrevisse. Est-ce à cause de la ressem-
blance que présente avec les pattes de cet animal le réseau veineux qui recouvre la tumeur,
ou bien parce que les anciens ont comparé
cette terrible affection à un parasite vivant

qui dévorerait les tissus de l'homme? question indéterminée, mais de peu d'importance.

La définition du cancer présente des difficultés d'une autre nature, et l'on peut, sans crainte, affirmer que, dans l'état actuel de la science, il est impossible non-seulement d'en donner une bonne, mais même d'en trouver une qui satisfasse les esprits.

Les chirurgiens veulent définir l'affection par les caractères cliniques, c'est-à-dire par l'ensemble de ses propriétés apparentes, de sa consistance, de sa forme, de sa structure appréciable à l'œil nu, de sa marche, de sa durée, etc.

Les anatomistes croient avoir trouvé l'élément fondamental de ce tissu et veulent en faire la base d'une définition. Faisant table rase de tout ce qui a été écrit sur le cancer jusqu'à notre époque, ils affichent hautement la prétention d'avoir résolu le problème.

Le cancer, disent-ils, est un tissu ayant pour élément principal une cellule caractéristique, sans analogue dans l'économie animale ; toute

tumeur, toute plaque, tout ulcère sec ou hu-
mide présentant cette cellule est de nature
cancéreuse; tout ce qui ne présente pas la
fameuse cellule n'est pas cancéreux.

Dans cette hypothèse, il n'y a qu'un moyen
de diagnostic, mais il est infaillible : l'*examen
microscopique*.

Cette théorie est claire et séduisante; sa
simplicité fait vivement regretter qu'elle ne
soit pas mieux établie.

Nous devons faire remarquer tout d'abord
qu'ainsi posée, elle est inacceptable *a priori*,
car si l'on nie l'importance des caractères appréciables à nos sens, au profit d'un caractère
unique, difficile à saisir, cela revient à dire
que l'on ne saurait distinguer un muscle d'un
parenchyme glanduleux ou un tendon d'un
nerf sans avoir procédé à l'examen microscopique, ou si l'on veut une comparaison plus
saisissante, que l'on ne saurait reconnaître une
pomme ou une poire autrement que par l'examen minutieux de la structure intime de ces
fruits.

Il existe d'ailleurs un grand nombre d'autres difficultés.

La cellule est-elle réellement un produit
hétéromorphe? Oui, disent MM. Hébert, Robert, Houel, etc. ; non, disent MM. Jos.
Muller, Virchow, Robin, Delafond, Mi-
chel, etc.

D'une autre part, l'élément spécifique sus-
mentionné existe-t-il réellement dans toutes les
tumeurs qui présentent les caractères que la
tradition médicale a toujours attribués au
cancer?

Toutes les tumeurs de nature évidemment
cancéreuse, qui se sont reproduites et géné-
ralisées, qui ont eu une issue fatale, ont-elles
présenté la cellule?

Oui, disent encore les anatomistes; non,
disent les chirurgiens, en apportant une série
de preuves qui ne laissent aucune place au
doute.

Le cancer ne saurait donc être défini par la
structure histologique, pas plus que par sa
nature ou par sa cause.

La meilleure définition est en conséquence celle qui s'appuie sur l'ensemble des éléments appréciables de la maladie, c'est-à-dire sur son anatomie évidente, sa marche, ses symptômes, etc.

Le cancer est donc pour nous une affection caractérisée par la présence et l'évolution d'un tissu nouveau dans l'économie ; ce tissu nouveau a pour caractères principaux la dureté initiale, la tendance à se ramollir, à s'ulcérer, à se reproduire sur place et à se généraliser, et enfin, à déterminer un dépérissement spécial désigné sous le nom de cachexie cancéreuse.

Nous ne nous dissimulons pas les inconvénients de cette définition purement descriptive ; mais le cancer, dit Peyrilhe, est aussi difficile à définir qu'à guérir ; et dans l'ignorance de la nature d'une affection, il vaut mieux bannir les hypothèses pour s'en tenir aux faits bien constatés.

Comme les tumeurs qui se rencontrent dans la pratique ne sont jamais identiques quant à

leur aspect, leur marche, leur durée leur gravité, on a dû les diviser en un certain nombre
de groupes, qui ne sont point des espèces distinctes mais de simples variétés d'un type
unique.

Il existe quelque désaccord entre les auteurs
au sujet de cette classification.

Récamier les ramène à trois séries natu-
relles qu'il décrit ainsi.

1° Les engorgements diffus, durs, non com-
pressibles, avec exposition hypertrophique ou
concentration atrophique des tissus, de nature d'abord squirrheuse ou cancroïde et plus
tard couenneuse ou lardacée, et dont l'examen
anatomique montre la structure de la pomme
de terre dans les premières périodes de la maladie et ensuite l'aspect encéphaloïde homogène.

2° Les tumeurs circonscrites, qui, d'abord
isolées s'associent, s'assimilent toutes les
parties voisines et présentent la dureté squirrheuse et la rénitence du tissu du rein. Ces
tumeurs présentent d'ailleurs une grande ana-

logie de composition anatomique avec les affections du premier groupe.

Dans les engorgements diffus le ramollissement et l'ulcération sont plus tardifs que dans les tumeurs circonscrites.

3° Enfin les ulcères cancéreux primitifs qui tantôt secs et croûteux et tantôt humides et fongueux se développent sur les narines, sur la peau de la face, du scrotum etc., qui primitivement indolents, deviennent le siége de douleurs lancinantes et prennent le caractère cancéreux.

Enfin les trois espèces peuvent se combiner entr'elles de diverses manières et donner lieu à une infinité de variétés.

Ces divisions et ces descriptions sont assez conformes à ce que l'on observe généralement dans la pratique, mais on doit reconnaître qu'elles manquent de précision.

Nous admettons avec la généralité des auteurs six formes de cancer : le squirrhe, l'encéphaloïde, la mélanose, le colloïde, l'épithelioma et le cancer fibro-plastique.

II

ANATOMIE PATHOLOGIQUE. — SQUIRRHE.

Le squirrhe a été longtemps confondu avec toutes les tumeurs dures lardacées, criant sous le scalpel, quelque bénigne, d'ailleurs, que fut leur nature. D'une autre part, l'école italienne et notamment Scarpa, a considéré cette expression comme synonyme de cancer et l'a appliquée indistinctement à toutes les formes de cette affection. Encore aujourd'hui l'école histologique regarde le squirrhe et l'encéphaloïde comme deux affections purement identiques et ne différant que par l'arrangement et la proportion des éléments qui les constituent.

Quoi qu'il en soit, tout le monde est aujourd'hui d'accord pour donner le nom de squirrhe à des masses dures, irrégulières, de consistance lardacée et même ligneuse, diffuses ou circonscrites, s'accroissant lentement et occupant de préférence certains organes et certains tissus.

Si l'on pratique une coupe sur l'une de ces tumeurs, l'on constate qu'elle est formée par le mélange intime de deux substances bien distinctes : l'une plus abondante, d'aspect blanc bleuâtre ou blanc jaunâtre translucide, homogène et semblable à un suc épanché et concrété ; l'autre disposée au milieu de celle-ci, d'apparence plus blanche, et figurant des bandes fibreuses arrangées en rayons, en aréoles ou confusément distribuées.

Ce deuxième tissu manifestement fibreux forme comme une trame à la tumeur et dépasse quelquefois ses limites, plongeant comme des racines au sein des tissus normaux.

C'est à la dispositiun nouvelle de ces bandes ou de ces lames fibreuses que sont dues les dénominations déjà anciennes de squirrhe *congloméré, napiforme, aréolaire,* et cætera.

Le parenchyme de la tumeur est dépourvu de vaisseaux ; ce n'est qu'exceptionnellement que l'on voit quelques uns des capillaires de la région plonger dans les couches les plus superficielles. M. Velpeau décrit quatres espèces ou plutôt quatre nuances spéciales de squirrhe qu'il désigne sous les noms de *squirrhe* proprement dit, de *squirrhe en cuirasse,* de *squirrhe disséminé* et de *squirrhe atrophique.*

Le premier est sous forme de demi globe uni, ou bosselé et rameux ; le second envahit les téguments qu'il dessèche et durcit, emprisonnant et étreignant les parties sous-jacentes au point de gêner la respiration quand il occupe les téguments thoraciques. Il peut s'étendre sur de grands espaces, et transformer des régions notables de la peau en une cuirasse inextensible et inflexible.

Le squirrhe disséminé se montre sous formes de petites masses isolées de volume très-variable et offrant quelque analogie avec des pustules d'ecthyma. Ces variétés sont réelles, et souvent remarquables. Ainsi nous avons actuellement sous les yeux un cancer, entourant toute la poitrine, sur lequel on peut compter plus de trois cent pustules.

Le squirrhe atrophique se caractérise par une rétraction indéfinie des tissus envahis et l'atrophie consécutive des parties sous-jacentes. Cette forme plus commune dans la vieillesse est très-lente dans son évolution.

M. Velpeau attache une certaine importance à ces diverses formes de cancer surtout au point de vue du pronostic.

Quelles que soient les variétés qu'il présente, le tissu squirrheux, après une durée variable, se ramollit et tend à l'ulcération ; mais, avant cette dernière période, il s'est accru d'une manière plus ou moins lente, sans cependant jamais atteindre les proportions de l'encéphaloïde; à mesure qu'il s'accroit, il adhère aux parties voisines et se confond insensiblement avec elles, de sorte qu'il est à peu près impossible de dire où il commence et où il finit.

Les ganglions lymphatiques voisins se gonflent d'abord et finissent à la longue par participer à la dégénérescence; la peau qui recouvre la tumeur devient rouge et se recouvre d'un réseau de veines volumineuses et comme variqueuses. Plus tard, cette peau brunit, devient tendue et luisante, et finit par se gercer.

Insensiblement, les gerçures s'étendent, se multiplient et se confondent en une seule ulcération. Quelquefois cependant, avant que la peau ne se soit crevassée, une ou plusieurs bosselures s'étaient ramollies et transformées en un liquide gélatineux, grisâtre, contenu dans une cavité anfractueuse, à parois solides et purement squirrheuses.

Le fond de l'ulcère est irrégulier, rouge, gris, ou même brun, souvent sec et assez dur, quelquefois, cependant recouvert de chairs mollasses. Si l'on incise le fond de l'ulcère, on trouve une couche comme charnue, friable, reposant sur de la matière squirrheuse, non

transformée encore, mais tendant au ramollissement.

Les hémorrhagies sont rares, et quand
elles se montrent dans l'ulcère squirrheux,
elles tiennent presque toujours à la perfora-
tion d'une artère opérée par le travail de
l'ulcération.

III

CANCER ENCÉPHALOIDE.

Le tissu *encéphaloïde* ou *cérébriforme*, tire sa dénomination de l'analogie qu'il présente avec la substance cérébrale : c'est l'illustre Laënnec qui a créé cette expression.

Il a été diversement désigné par d'autres auteurs, et d'après la remarque de M. Littré, l'encéphaloïde est la même affection que l'*inflammation spongieuse*, le *fongus hématode*, le *sarcome pulpeux* ou *médullaire* des chirurgiens anglais.

Cette tumeur se présente d'abord, sous forme d'une petite masse assez dure, blanche, régulière et isolée le plus souvent par une membrane fibro-celluleuse qui l'enkyste com-

plétement ; mais en s'accroissant insensiblement, cette membrane se détruit et le cancer
se confond avec les parties voisines, sans ligne
de démarcation évidente. Ce n'est pas, du
reste, le seul changement que la maladie
éprouve dans son évolution. De consistance,
primitivement lardacée, elle se ramollit insensiblement, prend l'aspect cérébriforme, et
plus tard, devient tout à fait diffluente. Aussi,
dans sa marche, lui assigne-t-on généralement deux périodes, une *de crudité* et une *de
ramollissement*.

Si on l'examine au point de vue de sa
structure, on trouve que l'encéphaloïde est
formé de trois éléments appréciables à l'œil
nu.

1° Une trame celluleuse constituée par des
lames entrecroisées, donnant lieu à des al-
véoles extrêmement petites, ou à des créoles
plus ou moins dilatées. Cette trame celluleuse
se continue avec le tissu cellulaire de la région ;

1° Une matière blanche, cérébriforme con-

tenue dans les interstices de la trame celluleuse, qui est la matière cancéreuse proprement dite, ainsi que le microscope le démontre ;

3° Des faisceaux de vaisseaux artériels nombreux et plus ou moins ténus.

La proportion relative de ces trois éléments
varie suivant l'âge de la tumeur, et explique
parfaitement les différences de consistance
qu'elle présente aux diverses phases de son
développement. En thèse générale, nous dirons
que le tissu fibreux ou celluleux tend incessamment à diminuer, tandis que les autres
deux éléments, matière cancéreuse et vaisseaux
tendent à prédominer.

Telle est la structure de l'encéphaloïde dans
son plus grand état de simplicité ; mais il est
rare de ne point y rencontrer d'autres produc-
tions accidentelles, qui en modifient l'aspect
général assez profondément, pour en déna-
turer la physionomie et en faire méconnaître
le vrai caractère.

Cette circonstance explique suffisamment la

synonymie nombreuse de cette affection et la confusion qui a dû en résulter.

Les produits étrangers que l'on y trouve le plus souvent, sont des épanchements liquides et des matières colorantes.

Les épanchements sont constitués par des hémorrhagies interstitielles, de véritables foyers apoplectiques qu'expliquent nettement les nombreux vaisseaux artériels qui le parcourent en tout sens, et des abcès dus à une inflammation du tissu nouveau.

Les matières colorantes ont diverses origines; tantôt c'est un précipité de sulfure de fer, tantôt de l'hématine ou de l'hématoïdine, les matières colorantes de la bile ou des cellules pigmentaires.

Il est aisé de concevoir l'extrême variété d'aspect que tous ces matériaux réunis ou isolés peuvent imprimer à la maladie.

Un fait digne de remarque dans l'histoire anatomique de ce tissu, est l'absence à peu près constante de vaisseaux veineux; cette circonstance est due à l'oblitération des veines par le tissu cancéreux.

Nous devons actuellement nous demander quelles sont les différences et les analogies des tissus squirrheux et encéphaloïdes: les différences sont-elles assez prononcées, et les analogies assez lointaines pour que les deux affections puissent être considérées comme des individualités morbides distinctes? Sur ce point de nosologie, les avis sont partagés.

Les uns avec Récamier et l'école physiologique de Broussais, regardent ces deux lésions comme identiques. La plupart des chirurgiens anglais du commencement du siècle, et l'école de Scarpa en nient l'identité.

L'histologie semble avoir tranché la question en faveur de l'identité. Il paraît, en effet, suffisamment démontré, que le squirrhe et l'encéphaloïde sont essentiellement constitués par un élément fondamental, la cellule ou le noyau cancéreux contenus dans une trame fibreuse ou celluleuse, et que la prédominance du tissu fibreux dans le squirrhe, suffit pour expliquer la lenteur de son développement et les autres circonstances d'évolution qui lui donnent un caractère de bénignité relative.

Cette manière d'envisager les faits nous semble légitime, et nous serions tentés de l'étendre au groupe des tumeurs voisines. Nous pensons que cette théorie, ainsi comprise, est de nature à jeter quelque jour sur le différend qui sépare les cliniciens des partisans du microscope, à propos de la tumeur fibro-plastique de l'épithéliome, etc.

Nous reviendrons, du reste, sur ce point, en traitant de l'histologie du cancer en général.

On a vu que le siége primitif du squirrhe est assez limité.

D'après Scarpa, il ne se développe jamais primitivement que dans les glandes conglomérées extérieures, dans la membrane tégumentaire externe et dans certains viscères tapissés par une muqueuse. Les glandes conglomérées externes sujettes au squirrhe, sont : la glande mammaire, la parotide, le testicule, les glandes sous-maxillaires et les lacrymales.

2.

Les organes internes, d'après le même auteur, exposés à cette espèce de dégénérescence sont ; le rectum, l'estomac, l'œsophage, le vagin, le col de l'utérus, le larynx.

On a depuis, constaté des faits contraires à l'opinion de Scarpa, mais ils ne sont ni assez nombreux, ni assez caractéristiques pour diminuer l'importance de cette remarque.

Le champ de l'encéphaloïde, au contraire, est très-étendu ; il n'est pour ainsi dire, pas d'organe ni de tissu où il ne puisse se montrer.

On le trouve dans le tissu cellulaire, dans les ganglions lymphatiques, dans l'intérieur des vaisseaux blancs, dans les os où il revêt des formes extrêmement remarquables, dans le cerveau, la moëlle, les nerfs. Enfin, il est commun dans les viscères et dans l'œil, surtout chez les enfants.

Enfin, nous ajouterons que l'encéphaloïde est la forme la plus fréquente du cancer.

IV

CANCER COLLOIDE.

Le cancer colloïde est constitué par trois éléments facilement appréciables : une matière fluide, *colloïde*, une trame celluleuse, et les éléments que l'on considère comme spécialement cancéreux.

Ces divers principes s'y trouvent en proportion variable, et donnent à la tumeur une expression symptomatique variable. Tantôt, en effet, la matière gélatiniforne prédomine, et la tumeur est complétement fluide et transparente ; d'autres fois, cette substance s'y trouve en moindre proportion, et la tumeur possède presque la consistance de certains encéphaloïdes.

Elle s'y montre d'ailleurs, à l'état de diffusion, ou bien sous formes d'épanchements circonscrits et comme enkystés.

On sait peu de chose sur sa nature et son mode d'exhalation.

Vue au microscope, elle paraît complétemeut *anhyste*, c'est-à-dire, totalement dépourvue d'organisation.

Sa composition chimique démontre qu'elle diffère de toutes les substances organiques connues. Ainsi, elle diffère de la ptyaline, de la gélatine, de la chondrine par son insolubilité dans l'eau froide ou chaude ; comme l'albumine, la caséine et la fibrine, elle n'est point précipitée de ses dissolutions par le cyanure de potassium et de fer ; l'acide acétique la dissout, ce qui la distingue du mucus.

Sa composition atomique se rapproche de la fibrine dont elle ne diffère que par un équivalent d'azote et d'oxygène.

Cette matière n'est point exclusivement propre aux affections cancéreuses : Frérish a démontré qu'elle est identique aux épanchements gélatineux que l'on rencontre fréquemment dans les hygromas, les kystes synoviaux, ceux de l'ovaire et du corps thyroïde, et enfin, dans certaines tumeurs purement fibreuses.

La trame celluleuse de la tumeur dans les colloïdes proprement dits, est extrêmement lâche et rare; les vaisseaux y sont presque nuls, à peine y trouve-t-on disséminés quelques grêles capillaires.

Les éléments dits cancéreux s'y montrent en petit nombre; mais en revanche, ils y présentent une grande netteté de formes.

On y trouve des noyaux et des cellules; celles-ci y sont rondes et ellipsoïdes, très-volumineuses, car quelques-unes y acquièrent les énormes dimensions d'un dixième de millimètre. Elles offrent encore cette particularité remarquable de présenter souvent un grand nombre de noyaux.

Ce volume et cette fécondité de la cellule semblent trouver une raison suffisante dans leur rareté et dans le peu de résistance du blastème où elles vivent.

MÉLANOSE.

On donne le nom de mélanose à des tumeurs de diverse nature ayant pour caractère commun de présenter une couleur d'un noir plus ou moins foncé.

Ces affections, diverses par leur nature, empruntent leur coloration à des principes également différents.

Les tumeurs peuvent être squirrheuses, encéphaloïdes, fibreuses, fibro-plastiques, tuberculeuses, etc. Les parties saines peuvent même quelquefois présenter cet aspect particulier.

Les matières colorantes sont quelquefois dues à l'hématine résultant d'un épanchement de sang ancien, à du sulfure de fer, à une véritable poussière de charbon ; enfin, et c'est alors la mélanose proprement dite, la couleur noire est due à une infiltration ou à une acccumulation de pigment.

On sait que le pigment normalement développé dans la choroïde et dans l'épaisseur de la peau est constitué par un amas de molécules noires très-petites, arrondies, libres ou contenues dans des cellules.

Les tumeurs uniquement constituées par la matière pigmenteuse sont rares chez l'homme et assez communes chez le cheval et principalement chez les chevaux blancs ou gris.

Elles se montrent ordinairement dans le poumon, mais elles peuvent aussi envahir d'autres organes. Ce sont elles qui constituent les tumeurs de l'anus que les vétérinaires désignaient jadis improprement sous le nom d'hémorroïdes.

De ce qui précède il résulte que la mélanose est plutôt un accident de toute espèce de tumeur qu'un cancer proprement dit ; et si nous

l'avons mentionnée ici, c'est plutôt pour
nous conformer à un usage déjà ancien que
pour obéir à une exigence scientifique rigoureuse.

Pour les auteurs qui admettent la spécificité
de la cellule ou du noyau, aux trois formes
précédemment décrites se réduisent toutes
les variétés de cancers connues. Pour eux est
réputée cancéreuse toute tumeur qui présente
l'un de ces éléments spécifiques ; est réputée
non cancéreuse toute tumeur qui ne les présente pas, et tout cela abstraction faite de l'é-
volution de la maladie.

Nous ne saurions adopter cette manière de
voir ; car, conformément à la tradition cli-
nique, nous considérons seulement comme
cancéreuses toutes les tumeurs que caractérise
une tendance fatale à l'envahissement, au ramollissement et à l'ulcération, à la repullu-
lation, à la généralisation et à l'infection, si
l'art n'intervient à temps.

Or, il est démontré aujourd'hui jusqu'à l'é-
vidence, que cette marche fatale des affections

est jusqu'à un certain point indépendante de la présence ou de l'absence de la cellule caractéristique.

Mais tout en n'acceptant pas ces données, nous ne pouvons nous empêcher de reconnaître que le squirrhe, l'encéphaloïde et le colloïde ne présentent une telle analogie, qu'on ne doive les considérer comme constituant un type à part.

Ainsi, dans ces trois variétés que trouve-t-on?

Une trame fibreuse constituée par des lames entrecoupées, et interceptant des espaces contenant une substance identique, la cellule et le noyau. Les matériaux sont les mêmes ; toute la différence git dans leur agencement et leur proportion.

Ainsi dans le squirrheux, les fibres celluleuses, sont condensées de manière à donner naissance à du tissu fibreux proprement dit. La résistance de celui-ci oblitère et écarte les vaisseaux, comprime les cellules et les noyaux, et s'oppose à leur genèse spontanée et à leur

proligération : de là, la lenteur de son accrois-
sement et de son ramollissement, qui ne s'o-
père que quand les éléments spécifiques ont
vaincu la résistance de l'élément fibreux. De
là aussi sa tardive infection et sa bénignité
relative.

D'une autre part, la rétractilité propre au
tissu fibreux explique quelques-uns des symptômes les plus caractéristiques, tels que la
rétraction du mamelon dans le squirrhe du
sein, et cette rétraction si évidente de la peau
dans les cancers superficiels, rétraction qui la
creuse de rigoles, de dépressions irrégulières
et lui donne une apparence réticulée.

Cela explique aussi cette tendance du
squirrhe, à attirer fatalement et successive-
ment dans le champ de son activité toutes les
parties voisines pour y être dévorées à leur
tour, si l'art n'intervient efficacement et en
temps opportun.

Dans l'encéphaloïde, les fibres du tissu
cellulaire sont moins densifiées; elles sont
agencées de manière à donner naissance à des

lames simplement celluleuses, extensibles et peu résistantes. Aussi, dans ce type, l'envahissement et le ramollissement sont-ils plus prompts. En même temps, la rapidité d'invasion de l'élément cancéreux dans les veines et les vaisseaux lymphatiques, rend compte de la rapidité de l'infection générale et de la multiplicité des cancers secondaires.

Dans le cancer colloïde, le squelette fibreux est réduit à un rare système de tractus filamenteux, flottant en tous sens au sein de la masse gélatiniforme.

La bénignité relative de cette forme semble dépendre du blastême qui lui est propre et qui est moins favorable à la progression des éléments cancéreux, et d'ailleurs, la compression qu'exerce le liquide sur les organes voisins, en éloignant l'afflux du liquide nourricier, semble encore retarder la marche du mal.

Ces réflexions qui ont été mises en lumière par suite des progrès de l'histologie, sont très-judicieuses et nous les adoptons pleinement.

VI

ÉPITHÉLIOMA.—TUMEUR FIBRO-PLASTIQUE.

Les premières désignées aussi sous le nom
de *tumeurs épithéliales*, de *cancroïdes* (Le-
bert), se montrent exclusivement sur les régions recouvertes d'un épithélium.

Elles comprennent presque toutes les tumeurs autrefois décrites sous le nom de *cancer
des lèvres*, de *cancer des ramoneurs*, de *noli me
tangere*, de *bouton chancreux*, etc.

Ces affections diffèrent, il est vrai, des tumeurs précédemment décrites par l'absence
de trame propre et de suc-cancéreux, et par
la nature spéciale des éléments histologiques
qui les constituent : les premières présentant

sinon constamment, au moins dans l'immense majorité des cas, une cellule spéciale, et les secondes ne contenant, au contraire, que de véritables cellules épithéliales ainsi que nous le verrons plus tard.

Mais ces tumeurs s'accroissent indéfiniment sans jamais rétrograder ; leur propagation indéfinie amène la destruction des tissus ; elles s'ulcèrent et donnent lieu à un ulcère sans limites, à fond ichoreux et fétide ; enfin, elles se reproduisent après leur ablation, se généralisent et donnent lieu à une cachexie bien évidente. En d'autres termes, elles se comportent cliniquement comme les vrais cancers, et à ce titre nous ne croyons pas devoir les séparer de ce type.

Il en est de même des tumeurs fibro-plastiques. Celles-ci sont constituées par la présence d'un élément microscopique différent, dont nous parlerons plus loin, qui se trouve normalement eu grande abondance dans l'organisme à certaines phases de l'existence et parmi les produits de l'inflammation.

A ce groupe appartiennent les tumeurs syphilitiques, les kéloïdes, les épulis, les fongus de la dure-mère, les névromes, etc.

VII

HISTOLOGIE. — SUC CANCÉREUX.

Le plus grand nombre de tumeurs cancéreuses, et principalement le squirrhe, l'encéphaloïde et le colloïde sont imprégnées d'un liquide visqueux et plus ou moins abondant, que l'on a désigné sous le nom de suc cancéreux.

Ce caractère, en raison de sa constance est tellement important, que l'on a voulu le donner comme base certaine du diagnostic anatomique.

Pour l'obtenir, il suffit quelquefois de pratiquer une coupe dans la tumeur et de l'exprimer fortement entre les doigts; quand il est moins abondant, il faut gratter la coupe faite récemment avec une lame un peu émoussée.

Ce liquide est opaque, lactescent, visqueux, plus ou moins fluide et plus ou moins abondant.

Sa composition chimique n'offre rien de remarquable ; il a pour principes constituants ceux des matières organiques en général.

Les divers réactifs agissent cependant d'une façon assez remarquable sur chacun de ses éléments, mais nous parlerons tout à l'heure de ces phénomènes.

Si on prend une goutte de ce suc délayé dans de l'eau, et qu'on la place sur le porte objet d'un microscope pouvant fournir un grossissement de 300 et 500 diamètres, on observe qu'elle est constituée par deux éléments : un liquide séreux et des corpuscules solides qui nagent dans cette espèce de sérum.

Le liquide est incolore ou rendu légèrement jaunâtre par la présence d'un peu de graisse ; l'acide nitrique le coagule quelquefois, mais pas toujours, ce qui indique qu'il ne contient pas toujours de l'albumine.

Les corpuscules tenus en suspension dans ce liquide ont plus d'importance ; ce sont eux que l'on considère comme l'élément histologique du cancer ; ils sont de deux ordres : les *cellules* et les *noyaux libres.*

D'après les micrographes, les cellules peuvent manquer, mais les noyaux ne manquent jamais dans le cancer.

Les cellules sont arrondies ou elliptiques ; ce n'est que par exception qu'elles prennent la forme polyédrique ou irrégulière. Leur volume est très-variable dans la même tumeur. On peut dire qu'il oscille entre $0,01$ et $0,04$. Elles contiennent un point opaque que l'on désigne sous le nom de noyau et sur lequel nous allons revenir.

Il existe cependant quelques cellules sans noyaux, d'autres cellules qui en contiennent plusieurs ou même qui contiennent d'autres cellules. Ces corpuscules exceptionnels prennent les noms respectifs de *cellules à plusieurs noyaux, cellules sans noyaux et cellules mères.*

3.

L'eau les gonfle et leur donne une forme plus régulière.

L'alcool les crispe et les flétrit légèrement.

La teinture d'iode les crispe également et les teint en jaune.

L'acide acétique faible rend la cellule plus transparente ; concentré, il la dissout promptement et met le noyau à nu sans l'attaquer.

L'acide nitrique fort les détruit.

La potassse dissout les cellules et les noyaux.

Les cellules sont-elles des cavités closes ou des masses pleines ?

Les cellules préexistent-elles au noyau, se forment-elles secondairement autour de lui, ou bien ces deux éléments sont-ils de formation contemporaine et indépendante? On l'ignore complétement.

Les noyaux sont des corpuscules opaques, arrondis, d'un diamètre moyen de 0,01, et renferment ou non deux ou trois points brillants que l'on désigne sous le nom de *nucléoles*.

Ils sont libres ou contenus dans une cellule,

Dans le cancer épithélial, ces éléments font défaut; on y trouve à leur place des cellules identiques à celles qui constituent normalement l'épithélium des muqueuses, des séreuses et de la peau.

Elles se présentent sous formes d'écailles irrégulières, anguleuses, très-aplaties, et présentent sur quelqu'un de leurs points un noyau petit et dépourvu de nucléoles. C'est donc une cellule déformée, dont la cavité a disparu.

Dans les tumeurs fibro-plastiques, on trouve aussi des éléments appartenant à l'économie normale. Ce sont les noyaux et les cellules fibro-plastiques, les corps fusiformes, etc.

Les deux dernières espèces de tumeurs ont été désignées par les micrographes sous le nom de tumeurs *homéomorphes ;* tandis que le squirrhe, l'encéphaloïde et le colloïde ayant pour élément fondamental des cellules et des noyaux que l'on ne retrouve nulle part, dans les tissus sains de l'économie, sont dites *hétéromorphes.*

VIII

SYMPTOMES.

Nous avons vu que si les diverses espèces
de cancer présentent des différences anatomiques nombreuses et tranchées, elles n'en ont
pas moins un ensemble de caractères domi-
nant qui permet de les ramener toutes à un
même type.

Existe-t-il, pour ce type et chacune de ses
variétés, un symptôme ou un groupe de symptômes capables de les faire reconnaître avec
certitude?

La réponse à cette question est aisée à préjuger, si l'on se rappelle l'extrême variété de
leurs caractères anatomiques, et si à cette première difficulté on joint celle, plus grande en-

core, des modifications nombreuses et profondes qui résultent de l'âge, du sexe et
surtout du siége.

De cette extrême variabilité de l'expression
symptômatique, il résulte que dans la plupart
des cas le cancer peut être présumé, soup-
çonné, pour ainsi dire, plutôt que nettement
reconnu à ses premières périodes, c'est-à-dire
à l'époque ou l'art peut utilement intervenir.
C'est même là un des côtés les plus fâcheux
de l'histoire de cette terrible maladie où tout
est obscur et environné de mystère depuis
la cause première jusqu'à la manifesta-
tion.

Aussi, imitant la sage réserve de la plupart
des auteurs qui sont occupés de cette question.
nous n'essayerons pas d'en donner une des-
cription précise et détaillée. Une semblable
tentative ne saurait aboutir à autre chose
qu'à une ébauche infidèle, à une œuvre de
fantaisie ou tout au plus à un tableau abstrait
ne correspondant à aucune réalité.

Tout ce que l'on peut dire de plus exact,

c'est que le cancer est toujours constitué par une tumeur ou une induration.

Dans le premier cas, la tumeur d'abord peu volumineuse et mobile, croit avec plus ou moins de vitesse et tend à s'immobiliser au sein des tissus et à faire corps avec eux sans limite bien distincte. Sa consistance présente une infinité de degrés et de nuances depuis la dureté ligneuse du squirrhe jusqu'à l'état franchement fluctuant de l'encéphaloïde ramolli.

Elle est homogène ou variable dans les divers points de la masse.

Chose importante à noter, cependant, cette consistance tend à diminuer à mesure que la maladie avance en âge.

Sa forme n'a rien de constant : Elle est arrondie, ou en nappe, unique, ou résultant de l'agglomération d'une masse de petites tumeurs comme tuberculeuses ou pustuleuses. Assez souvent elle est irrégulière, bosselée et envoyant de longues racines dans les tissus de la région.

La peau qui la recouvre ne change pas d'abord d'aspect ; mais, plus tard, elle prend une couleur rouge, sombre ou livide et une apparence tendue et luisante. Elle se recouvre d'un réseau veineux très-abondant et comme variqueux.

Les ganglions voisins sont engorgés, durs et constituent de véritables cancers secondaires.

La tumeur n'est pas douloureuse au toucher, et même elle peut demeurer indolente pendant longtemps; mais, le plus souvent, elle est le siége de douleurs intermittentes, spontanées très-vives et lancinantes. Elle peut aussi occasionner, par sa seule présence, quelques troubles de voisinage comme des douleurs névralgiques, des œdèmes, etc.

Dans le cas où le cancer est constitué par une simple induration, la plupart du temps, au lieu d'une tumeur, on peut observer une véritable rétraction des tissus (*Cancer atrophique*), mais les autres caractères restent les mêmes.

Quant aux phénomènes généraux qui accompagnent l'évolution de la tumeur, ils sont d'abord nuls ; mais à mesure que la maladie se développe, l'organisme s'affaiblit graduellement ; l'amaigrissement se montre et progresse fatalement.

La peau prend une teinte jaune caractéristique ; la plupart des fonctions importantes se troublent et la maladie prend toute la gravité des cachexies (*cachexie cancéreuse*).

Le mécanisme de cette extrême débilitation est tout à fait insaisissable ; mais on ne saurait l'expliquer autrement que par une espèce de retentissement dans toute l'économie des accidents locaux. Ce qui prouve, en effet, qu'il n'est point le résultat direct d'une diathèse, mais bien celui d'une infection secondaire, c'est qu'il ne se montre qu'à un certain degré de développement de la tumeur et qu'il disparait avec celle-ci, quand l'art est intervenu utilement.

Plus tard, quand la tumeur ou l'induration se sont ulcérées, à cette cause de dégradation générale viennent s'adjoindre d'autres éléments délétères qui précipitent le fatal dénouement. Nous voulons parler des fréquentes et abondantes hémorrhagies dont l'ulcère est le siége et qni causent journellement au malade un nouveau degré d'irréparable anémie. Nous voulons parler aussi de la résorption des matières septiques qui viennent ajouter les désordres de l'infection putride au ravages de l'infection cancéreuse et des pertes sanguines.

Sous cette triple influence, le dépérissement fait des progrès rapides, et le malade arrive promptement au dernier degré du marasme.

Heureux quand quelque complication viscérale vient abréger les angoisses de cette longue et douloureuse agonie !

La durée totale de l'évolution peut être de plusieurs années ou se limiter à quelques mois.

IX

CAUSE.

Si la science est peu explicite sur les différents points de l'histoire du cancer, on peut dire
qu'elle est presque muette sur le chapitre de son
étiologie. On sait cependant que l'âge et le
sexe jouent un grand rôle sur son apparition.

Rare pendant les trente ou quarante premières années de la vie, il devient plus commun à la période de retour. L'âge n'influe pas
seulement sur son degré de rareté ou de fréquence, mais encore sur le lieu de son apparition. Chez les enfants, il affecte de préférenee
l'œil et la peau.

Chez l'adulte, il affecte une prédilection
marquée pour le testicule, le foie, le rectum,

l'estomac et les lèvres chez l'homme ; chez les femmes, ce sont les mamelles et la matrice qui sont le plus souvent frappées,

Le sexe a aussi son importance étiologique ; les femmes y sont plus sujettes que les hommes, en raison de la prédisposition toute spéciale de l'appareil reproducteur pour cette maladie.

Il est intéressant et même fructueux, au point de vue du diagnostic, de rechercher quels sont les tissus le plus souvent atteints de cette triste dégénérescence. Voici le résultat de cette investigation.

Disons d'abord que tous les tissus vivants y sont exposés.

La peau, les muqueuses, les ganglions lymphathiques, le tissu musculaire, le système nerveux, les os même peuvent en être affectés. Mais les organes qui jouissent plus spécialement de ce privilége funeste sont, par ordre de fréquence, les mamelles, l'utérus, l'estomac, le foie, le rectum, le testicule, la langue, les lèvres, l'œil, la peau, etc.

Dans chacune de ces régions, la production nouvelle affecte une physionomie, une structure et des allures pour ainsi dire spéciales.

L'influence étiologique du tempérament est complétement ignorée : l'on a prétendu cependant que les tempéraments sanguins et lymphathiques y prédisposent : mais cette assertion ne repose pas sur un assez grand nombre de faits pour être prise en considération sérieuse.

Il en est de même de la contagion ; cependant, comme cette circonstance a été long-temps un objet d'effroi pour les familles, nous croyons que l'on ne lira pas sans intérêt ce qu'écrivaient sur ce sujet, il y a déjà long-temps, deux savants qui ont laissé un nom vénéré dans la science et une mémoire regrettée.

« MM. Alibert et Biett ont prouvé, par des expériences aussi concluantes que courageuses, combien les craintes vulgaires sont exagérées ou plutôt mal fondées. Les médecins que je viens de citer, ont impunément tenté sur eux-mêmes l'inoculation du prétendu virus cancéreux. D'autres expériences ont été faites, et des animanx nourris avec des tumeurs cancéreuses, n'ont jamais donné aucun signe d'infection.

Une foule d'observations nous prouve que des femmes atteintes de cancer de l'utérus ont, longtemps après le début de leur maladie, continué de se livrer à l'acte vénérien, sans aucune suite fâcheuse pour la santé des hommes qui cohabitaient avec elles.

Nous voyons tous les jours des élèves en médecine recevoir plusieurs heures les émanations de nombreux cancers en suppuration, et panser quelquefois plus d'une année ces affreuses plaies, sans que leur santé en éprouve la moindre atteinte.

L'exemple des gens de service est plus frappant encore.

Dans l'hospice de la Salpêtrière, les infirmières destinées à soigner les malades de la division dite des incurables, presque entièrement composée de femmes atteintes de cancers, sont prises parmi elles. Toutes ont été

affligées de cancer, ou au moins de maladies
qui ont avec lui de grandes affinités, telles que
le *lupus* ou dartre rongeante ; chez la plupart,
une vie régulière, des aliments sains, un air
pur, ont amené la cicatrisation des ulcères.
Elles jouissent généralement d'une bonne santé,
et la récidive de leur maladie n'est jamais
amenée par les soins qu'elles donnent aux malades le plus hideusement dévorées, ni par un
séjour constant dans les mêmes salles. »

Ce passage que nous avons à dessein reproduit textuellement, rassurera pleinement, nous
l'espérons, même les plus timorés. D'ailleurs,
nous pourrions encore faire remarquer que
nous sommes nous-même journellement en
contact avec des cancéreux depuis plusieurs
années, et cela impunément.

L'action de l'hérédité est plus obscure.
L'opinion médicale la plus répandue, accepte
la valeur de cette cause, sans cependant que sa
réalité repose sur une observation assez rigoureuse et assez suivie pour être positive.

Le cancer est incontestablement héréditaire,

dit Récamier, dans beaucoup de cas, sans que les organes compromis soient toujours les mêmes : une mère qui a un cancer spontané au sein, peut transmettre indifféremment la disposition au cancer des mamelles, de l'utérus, de l'estomac, du testicule ou de la face, etc. Malheureusement, cette affirmation si catégorique ne repose que sur de simples considérations générales qui sont loin d'entraîner la conviction. Notre expérience personnelle qui repose sur plus de six cents cas, est contraire à la valeur de cette cause.

De temps immémorial, les auteurs ont invoqué le cortége des causes occasionnelles banales de presque toutes les maladies connues : les contusions, la suppression des règles, des hémorrhoïdes, d'un flux habituel ; la rétrocession d'une dartre, d'un rhumatisme ; les chagrins, l'abus des plaisirs vénériens, la continuité d'une cause irritante, comme l'usage prolongé d'une pipe courte et brûlante, etc.

L'influence de toutes ces circonstances est loin d'être positive ; tout au plus pourraient-

elles s'élever à la hauteur de causes occasionnelles.

« Je ne crois pas, dit Scarpa, qu'il y ait des
cancers uniquement produits par des causes
externes auxquelles quelques écrivains ont
voulu attribuer un caractère moins funeste
qu'aux cancers produits par un travail interne. Ces causes externes peuvent appeler et
fixer la maladie sur un point, mais jamais
l'engendrer. Mon assertion est fondée sur
l'expérience. »

Le cancer, en effet, est une affection de cause
interne; mais de ce fait faut-il conclure qu'il se
rattache toujours à une diathèse? Ici il s'agit
de s'expliquer. Si par diathèse on entend un
état morbide général, fatalement lié à l'économie, et se traduisant par des accidents exté-
rieurs divers, nous sommes obligés de dire
que rien ne justifie cette hypothèse. Mais si
par diathèse on entend une simple prédisposition de l'économie à contracter certaines
affections, ou à engendrer certains produits,
nous y acquiescerons volontiers, mais en nous

demandant quelle sera l'importance de cette opinion, et quelle utilité en retirera la thérapeutique, but final des efforts de notre science.

Qu'est-ce en effet que cette théorie, sinon l'aveu le plus formel de l'ignorance où nous sommes du mécanisme obscur, mystérieux, insaisissable, en vertu duquel le cancer croît, se multiplie et se généralise.

A diverses époques, des esprits ambitieux ont essayé de préjuger non-seulement ses causes, mais encore sa nature intime. Les hommes même les plus éminents n'ont pas toujours su se soustraire à ce besoin d'hypotèse.

Hippocrate, Celse, Galien, Arétée, attribuent la formation du cancer à la présence de l'*atrabile*, d'une *humeur mélancolique*.

Le père de la chirurgie française, A. Paré, invoque une humeur maligne et rongeante, dont l'action est comparable à celle qu'exercerait un crabe sur les tissus vivants. La plupart des membres les plus illustres de l'ancienne Acndémie de chirurgie, prétendent que le cancer est dû à un épaisissement de la lymphe et à sa transformation en un liquide sanieux et âcre.

Hunter et après lui Adans, croient que cette affection dépend de la présence d'un principe animé, d'un ver qu'ils décrivent et qu'ils nomment *hydotis carcinomuta.*

L'école physiologique voit dans l'encéphaloïde une transformation du squirrhe, et dans celui-ci le résultat d'une inflammation.

Toutes ces hypothèses sont aujourd'hui du domaine de l'érudition, et nous ne les aurions pas rappelées, si de temps à autre, quelque jeune et fougueuse imagination, emportée au-delà des limites de la méthode rigoureuse qui convient à la science contemporaine, n'essayait de les ressusciter en les enrichissant considérablement.

Ainsi, en Allemagne, Kleucke a considéré de nos jours les cellules cancéreuses comme des organismes indépendants, ayant la faculté, quand ils pénètrent dans le corps vivant, d'y développer des cancers.

Plus récemment encore, deux médecins français, ayant trouvé des infusoires dans l'ichor cancéreux, ont assimilé le cancer à la gale.

De toutes ces considérations, que conclure? sinon qu'en dehors de quelques rares circonstances qui semblent favoriser le développement du cancer, tout ce qui touche à la pathogénie de cette affection est environné d'un mystère absolu.

Mon opinion est que le cancer n'est pas primitivement une affection de cause interne; au début il est *local*. J'admets que lorsque le mal a pris certaines proportions, que les lymphatiques ont transmis le virus local dans l'économie, j'admets alors, dis-je, qu'il y a affection générale susceptible de modification par mon traitement général.

X

CURABILITÉ DU CANCER.

Le cancer est-il fatalement incurable?

Est-il vrai que cette redoutable maladie soit implacable comme la destinée, qu'elle ne laisse à ses malheureuses victimes ni trêve, ni merci, ni lueur d'espérance?

A priori, et en ne consultant que l'analogie, on serait tenté de répondre par la négative.

Tout le monde sait en effet que les maladies les plus inexorables, la peste, le choléra, la fièvre jaune, la tuberculisation pulmonaire, la rage, la morve, comptent des cas plus ou moins nombreux de guérison.

Mais, dit-on, par une exception qui semble peu conforme aux procédés ordinaires de la nature, le cancer ne pardonne jamais. Il suffit d'une molécule cancéreuse dans l'économie, d'une seule, pour que l'arrêt de mort soit irrévocable.

Déjà par cela seul que ce fait est si étrange, si peu en harmonie avec toutes les autres données de la science, il nous inspire quelque défiance et nous demanderions volontiers la permission de l'exprimer, si nous ne savions avec quelle respectueuse réserve on doit toucher à l'arche sainte de la science officielle.

Cette hésitation pourrait peut-être causer quelque surprise, si l'on ne se souvenait que parmi les diverses branches de la science, celles qui demandent le plus de foi, sont aussi celles qui éveillent chez leurs sectateurs et leurs pontifes l'intolérance la plus vive.

Aussi appellerons-nous à notre aide les noms les plus vénérés, pour nous mettre sous leur patronage ; nous n'invoquerons que ceux qui ne peuvent être soupçonnés ni de crédulité, ni d'ignorance, ni de mauvaise foi.

« Si l'on a été longtemps entraîné à nier la

curabilité de cancer, et si quelques médecins partagent encore cette opinion, c'est que l'on a obstinement réservé le nom de cancer à la dernière période, à la période, si je puis dire, incurable d'une maladie, qui, dans son principe, était très-susceptible de guérison. C'est un cancer, disait-on, quand par des moyens intempestifs, ou mal appropriés, on avait troublé ou ruiné tous les efforts salutaires de la nature. » Breschet et Ferrus (*Dict. de méd.*, t. IV, *art.* Cancer.)

Récamier énonce ainsi les résultats généraux de sa pratique :

« Cent malades se sont présentés à moi pour être traités d'affections cancéreuses.

« Sur ce nombre seize m'ont semblé tout à fait incurables, et je n'ai pu les soumettre qu'à un traitement purement palliatif. Des quatre-vingt quatre autres, trente ont été complétement guéris par la seule compression ; vingt-un, soumis au même moyen, n'ont éprouvé qu'une amélioration, à la vérité très notable.

« Quinze ont été radicalement débarrassés, soit par l'ablation seule soit par l'ablation combinée avec la compression. » (*Recherches sur le traitement du Cancer*, t. I, p. 550.)

On trouve dans le même ouvrage plusieurs observations (voyez les 11e, 24e, 25e, 41e, 46e faits) établissant que les accidents généraux de la cachexie cancéreuse diminuent ou même cessent tout à fait par la destruction du foyer ramolli ou ulcéré de la maladie lorsque le traitement a été convenable.

Tanchou, après avoir rapporté l'histoire de quatre-vingt neuf cancers guéris par différents chirurgiens, ajoute :

« Sans doute on trouverait dans les ouvrages, et surtout dans les journaux allemands, anglais ou même français, un grand nombre de faits analogues aux précédents, mais nous avons trouvé ceux-ci suffisants pour fixer l'attention et faire revenir les médecins à des opinions plus rationnelles et plus consolantes que celles qui ont régné jusqu'à ce jour...

« Le nombre de guérisons des cancers serait encore plus considérable si différents auteurs, tels que Fearon, Ledran, Younk, Robert, Fuset-Dupouget, Buchan et une infinité d'autres eussent rapporté toutes celles qu'ils disent avoir par devers eux. D'ailleurs, il serait facile de l'augmenter encore en rapportant les exemples de guérison du cancer de la matrice, de la vessie, du rectum, de la face, de l'œil, de la bouche, de la langue, de l'estomac, etc., et des diverses parties du corps que l'on trouve dans les auteurs. Nous ne passerons pas sous silence un certain nombre de faits dans lesquels le traitement s'est montré utile, soit pour assurer le succès des opérations qu'on avait pratiqué, soit pour améliorer la position des malades chez lesquels elles n'avaient pas été jugées praticables, et qu'à cet effet nous nommerons *probantes.*

« Enfin, elles prouveraient au besoin que, dans toutes les maladies, et particulièrement dans celles dont il est question ici, la médecine peut toujours soulager, et que c'est un devoir scientifique et humanitaire de ne jamais abandonner les malades et de toujours espérer. »

L'auteur que nous venons de citer arrive aux conclusions suivantes :

« Dans la plupart des cas, *on peut détruire et même guérir* le cancer ainsi qu'on en possède de nombreux exemples ; d'après les vingt-deux observations que j'ai envoyées à l'Académie, et d'autres éparses dans la science, il est démontré que cette maladie n'est pas entièrement incurable dans tous les cas. » (Tanchou, *Recherches sur le traitement des affections cancéreuses.*)

Il nous serait facile de multiplier ces citations; mais nous pensons que celles-ci suffiront pour montrer que nous ne sommes pas seuls de cette opinion ; qu'au contraire, elle a été partagée par les praticiens les plus instruits et les plus consciencieux.

On ne saurait trop le répéter, dit Bérard de Montpellier, ce sont moins les remèdes qui nous manquent, surtout dans ces maladies chroniques qui passent pour incurables, qu'une analyse sévère de ces affections.

C'est aussi notre avis, et en appliquant au cancer cette méthode d'analyse, l'esprit arrive à des conclusions plus consolantes. Que trouve-t-on en effet au fond de cette maladie?

1° Une genèse spontanée d'éléments organiques nouveaux, qui naissent, croissent, se reproduisent et meurent, mais qui, après une certaine durée, amènent une infection générale ;

2° Une cause insaisissable, mystérieuse qui préside à leur apparition et à leur évolution.

Or, répugne-t-il à la raison et à l'induction scientifique d'espérer l'extinction radicale de ce parasitisme d'une nouvelle espèce? Au contraire, l'expérience nous a démontré que la nature seule peut, dans certaines circonstances, opérer elle-même ce résultat.

On a vu, en effet, la gangrène s'emparer de la masse cancéreuse et l'éliminer en totalité. D'une autre part, le microscope nous a appris que ces parasites singuliers, que les cellules cancéreuses en un mot sont sujettes à certaines altérations, à de véritables maladies comme tous les êtres organiques qui naissent, vivent et meurent.

M. Bennett, d'Edimbourg, a remarqué, et un grand nombre d'observateurs après lui ont également constaté ces sortes de dégradations de l'élément cancéreux. Le savant professeur, dont nous parlons, a constaté qu'il n'est pas rare de trouver des cellules ayant subi l'altération graisseuse, pigmentaire et granuleuse ; il a même pu assister à leur rupture et à leur dissolution.

Or, si par ses seules forces, la nature peut anéantir l'élément cancéreux, n'est-il pas logique d'espérer que les ressources de l'art devront puissamment aider à cette tendance providentielle des forces de la vie? N'est-il pas permis d'espérer que l'on trouvera le parasiticide spécial de ces organismes inférieurs ?

L'expérience, d'ailleurs, avait précédé l'induction ; Monro et un grand nombre d'autres chirurgiens ont remarqué que certaines sub-

stances ne réagissent que sur l'élément cancéreux : telles sont les pâtes de frère Come et
de Dupuytren.

D'autre part, l'analogie la plus légitime
indique que la cause qui a produit le premier
cancer, peut avoir épuisé son action, ou que
dans tous les cas, elle peut être anéantie par
un traitement approprié.

XI

TRAITEMENT.

Les moyens employés dans le traitement de cette affection sont extrêmement nombreux, et déposent d'une manière irréfragable de son extrême gravité.

La plupart de ces moyens évidemment inertes, bizarres et même ridicules sont tombés dans un juste oubli ; mais il en est quelques-uns que l'analogisme et même quelques résultats heureux bien constatés, auraient dû préserver du mépris dans lequel on les a enveloppés.

Il ne suffit pas qu'un remède ait échoué entre des mains souvent inhabiles, prévenues et d'avance découragées pour autoriser sa proscription, et faire révoquer en doute les guérisons rapportées par d'autres observateurs.

Il importe certainement de connaître le remède qui guérit, mais ce qui est encore plus important, c'est la dose du remède, son mode d'administration, le temps pendant lequel il doit être employé, etc. Un exemple fera mieux ressortir cette vérité.

On sait que le mercure guérit la syphilis ; mais si une longue expérience et des essais répétés, pendant de longues années et sur une vaste échelle, ne nous avaient appris sous quelles formes, à quelles doses, à quelles périodes de la maladie, etc., on doit l'administrer, qui ignore que le médecin échouerait le plus souvent ou même aggraverait notablement l'état du malade ?

Les alcoloïdes du quinquina sont le plus sûr des spécifiques, et cependant ne voit-on pas tous les jours, ce remède héroïque demeurer impuissant par suite de la négligence du mé-

decin ou du mauvais vouloir du malade. Dira-
t-on cependant que le mercure ne guérit point
la syphilis ; ni le quinquina, la fièvre intermittente ?

Il en est de même des moyens que l'on a
opposés au cancer.

La plupart de ceux que l'on s'est hâté
de condamner, n'ont jamais été soumis à un
système d'expérimentation suffisamment sou-
tenu ni suffisamment logique.

Nous rappellerons ici seulement les principaux, en les divisant en *externes* et *internes*.

XII

MOYENS INTERNES.

Vers le milieu du siècle dernier, un médecin, Storck, que son savoir et plus encore sa
haute position recommandaient au monde savant, annonça que la ciguë (*conium macula-
tum*), guérissait le cancer du sein et des autres
parties.

La préparation dont il se servait était un
mélange d'extrait de suc et de poudre, et il la
prescrivait à une dose capable de provoquer
un commencement de narcotisme.

Le grand nom de ce médecin donna une
grande vogue à la ciguë qui fut expérimen-
tée dans toute l'Europe. Nous devons à la
vérité d'avouer que son emploi, ne produi-

sit aucun résultat entre les mains expérimentées de Dehaen, de Fothergill, d'Alibert, etc ,
et il demeure acquis aujourd'hui que l'usage interne et externe de cette plante, peut résoudre des engorgements syphilitiques ou scrofuleux, mais qu'il est complétement sans action sur le cancer ; tout au plus arrive-t-on par ce moyen à calmer quelquefois les douleurs lancinantes qui se montrent si souvent dans le courant de la maladie.

Nous en dirons autant de la belladone préconisée par Lambergen, professeur de médecine à Groningue.

L'acétate de cuivre, qui faisait la base du remède de Gamet et des pilules de Gerbier, a eu une grande vogue vers le milieu du dernier siècle. Plusieurs médecins dignes de foi, attestent que sous cette influence, ils ont vu disparaître des cancers confirmés des lèvres, de la matrice, du sein, etc.

Solier de la Romillais, chargé par l'ancienne faculté de médecine de vérifier l'exactitude de ces assertions, après une enquête sérieuse, et des expériences répétées, affirma que son action est puissante contre le cancer des lèvres ; il recommanda seulement de ne point élever la dose au-dessus de cinquante ou soixante grains, sous peine de voir apparaître des anxiétés précordiales, des coliques, des diarrhées, des vomissements, des symptômes graves d'empoisonnement, en un mot.

Ces éléments sont suffisants pour motiver de nouveaux essais, et il est regrettable que cette voie ait été abandonnée ; c'était l'opinion de la Romillais qui conseillait la formule suivante :

Pr. Acétate de cuivre
Limaille de fer   { āā   3 grammes

Triturez avec un pilon de cuivre dans un mortier de même métal, et ajoutez :

Extrait de ciguë   4 grammes.

Mêlez et divisez en pilules de deux ou trois centigrammes.

On administre en même temps l'acétate de cuivre à l'extérieur, en pommade, en onguent, en emplâtre, etc.

Personne n'ignore l'usage qui a été fait de l'acide arsénieux et des autres préparations arsénicales comme caustiques dans le traitement du cancer. Nous avons dit plus haut que dans ces derniers temps, quelques chirurgiens ont cru à une action spéciale de ce caustique ; mais un fait moins connu, c'est la réputation qu'il a eue autrefois comme spécifique de cette affection.

Lefebvre de Saint-Ildefond le regarde comme un *remède éprouvé contre le cancer, soit à l'état de tumeur, soit à l'état d'ulcère.*

Roennow, dans un travail publié dans les *Mémoires de l'Académie des sciences* de Stockholm, affirme qu'il l'a employé pendant une pratique de cinquante ans, et assure avoir guéri par ce moyen trente cancers bien caractérisés.

Ce remède, il est vrai, a échoué entre les mains d'un certain nombre d'expérimentateurs ; mais on conçoit difficilement que des personnages, instruits, consciencieux et désintéressés comme ceux que nous venons de citer, aient émis sans motif des assertions aussi positives.

Le fer, le chlorure de baryum, les saignées, l'iode, le mercure, la chair de lézard, l'or, la digitale, le quinquina ont aussi été essayés tour-à-tour ; mais il règne à ce sujet un tel désaccord parmi les auteurs que nous croyons inutile d'insister d'avantage.

XIII

TRAITEMENT EXTERNE

Le traitement externe a pour but de faire résoudre le cancer, ou de le détruire par l'opération ou l'emploi des caustiques.

La résolution des tumeurs cancéreuses est-elle possible ?

L'immense généralité des médecins et des chirurgiens ne manquerait pas de résoudre négativement cette question, et nous qui sommes convaincus de la possibilité de ce phénomène, nous nous hâtons d'ajouter que ce n'est ni chose facile, ni commune.

Toutes les tumeurs cancéreuses, en effet, ne sont point susceptibles de cet heureux mode de terminaison, et arrivées à une certaine

phase de leur existence, quelle que soit d'ailleurs leur nature, elles cessent d'être acces-
sibles à ce moyen.

Ces restrictions posées, nous n'hésitons pas
à affirmer que le cancer peut se résoudre
beaucoup plus fréquemment qu'on ne le pense,
et que si la science est encore peu riche en
observations de ce genre, cela tient uniquement à ce que le médecin, persuadé d'avance
de son impuissance, n'use pas de ce moyen
avec toute l'énergie, toute la persistance et
aussi toute l'habileté que réclame l'emploi de
cette méthode.

Une discussion sur ce sujet, tout à fait sans
rapport avec l'esprit de ce travail y serait dé-
placée; mais nous pensons que les observations
que nous rapportons, ne laisseront aucune
place au doute sur la valeur de cette méthode.
Ces observations, en effet, ne sauraient être
contestées, car nous avons choisi expressément
celles dont les malades, qui en font le sujet,
sont encore vivants, et peuvent en déposer, et
d'autre part, dans la plupart des cas, le dia-

gnostic ne saurait être contesté, car il avait été porté par des hommes dont le nom seul éloigne toute idée d'ignorance ou de légèreté.

L'opération est le moyen le plus expéditif ; mais, en vérité, en dehors de cet avantage, nous avons peine à concevoir les motifs qui lui ont donné une aussi grande vogue. Ses résultats sont pénibles à constater, et nous croyons fermement qu'une grande part de la gravité du cancer, revient à la vulgarisation de cette méthode de traitement.

Jetons un coup d'œil sur les statistiques.

Alexandre Mouro, sur soixante opérations de cancer n'en a vu que quatre exempts de récidive après deux ans.

Scarpa, dans sa longue pratique, n'a vu guérir aucune tumeur encéphaloïde, et trois squirrhes seulement ont été opérés avec succès.

Suivant Mayo le squirrhe de la mamelle opéré dans les circonstances les plus favorables donne lieu à la récidive quatre-vingt quinze fois sur cent.

Benedict a opéré quatre-vingt dix-huit squirrhes de la mamelle, et on a vu guérir seulement treize ; encore ce consciencieux observateur ajoute-t-il que parmi ces derniers, il existait des doutes sur la véritable nature de la maladie.

Mac-Farlane a opéré lui-même trente-deux cancers, et pas un n'a été exempt de récidive ; il a eu connaissance de quatre-vingt six autres opérés par des chirurgiens de ses amis, et le résultat a été le même.

Certes, ces faits sont effrayants, et ne justifient que trop la terreur qu'inspire cette maladie au médecin comme au malade, et on ne peut s'empêcher d'un grand étonnement quand on voit les chirurgiens s'acharner, contre l'évidence, à opérer le cancer par l'instrument tranchant.

D'ailleurs ces résultats déplorables s'expliquent fort bien et auraient pu à la rigueur être prévus à priori.

En effet, l'ablation du cancer par l'instrument constitue une opération grave, une muti-

lation considérable et expose à tous les accidents qu'entrainent les grands traumatismes ;
les douleurs atroces, dont l'usage du chloro-
forme ne met pas toujours à l'abri d'une manière bien efficace, les hémorrhagies, l'érysipèle, le tétanos, l'infection purulente, l'infection putride, etc., c'est-à-dire tout un cortége
de complications dont le plus grand nombre
sont rapidement et fatalement mortelles.

Mais sans parler de ces graves inconvénients,
sans insister sur les accidents imprévus, résultant de circonstances fortuites, ou de l'i-
nexpérience d'une main peu sûre d'elle-même,
on peut démontrer directement l'inefficacité de
l'opération.

Si l'on se rappelle ce que nous avons dit
dans nos généralités sur les rapports de la tumeur avec les parties voisines, on voit que le
cancer se confond insensiblement avec les
tissus limitrophes, sans que l'on puisse tirer
une ligne exacte de démarcation entre la région saine et la partie infectée. L'instrument
dans ce cas peut bien enlever les portions in-

durées, dénaturées évidemment, mais il ne saurait atteindre en aucun cas les cellules cancéreuses qui se dérobent fatalement à nos sens et se cachent dans les mystérieuses profondeurs des organes voisins.

Cela est évident; or, le succès est à ce prix; s'il reste seulement une cellule cancéreuse dans l'organisme, rien n'est fait; la récidive est fatale et prompte.

La conséquence rigoureuse de ces considérations, c'est que l'on doit s'étonner surtout qu'un moyen aussi dangereux, aussi impuissant, aussi illogique ait pu une seule fois être couronné de succès.

Reste donc comme dernière ressource la destruction de la tumeur par les caustiques. Ce moyen suprême est le plus puissant et aussi le plus logique; mais encore, tel qu'il est pratiqué, son bénéfice est le plus souvent illusoire.

Les chirurgiens qui le mettent en œuvre, ne l'emploient le plus souvent que comme moyen accessoire et purement palliatif, alors

que toute chance de salut a disparu. Ceux qui
le considèrent comme une ressource radicale
ne se préoccupent que de considérations purement mécaniques ; tout ce qu'ils cherchent
c'est la rapidité de l'exécution.

Si l'on étudie ce qui a été publié sur cette
matière, on ne trouve guère que de longues
et banales dissertations sur la durée d'action
du caustique, sur la chute de l'eschare, son
volume, sa nature molle ou sèche, etc. Pour
eux, on ne le sait que trop, le caustique n'est
que le remplaçant du bistouri, et ils cherchent
autant que possible à s'approcher du résultat
donné par ce dernier.

Or, toute l'erreur est là, mais elle est grave.
L'utilité des cautérisations procède d'un tout
autre ordre de causes que l'on semble ignorer,
et l'esprit qui doit guider le chirurgien est tout
autre.

Cette opération pour être efficace doit comprendre deux temps bien distincts : Le premier n'a pour but que de détruire la masse de
la tumeur. Dans ce cas, les moyens ordinaire-

ment employés ont leur valeur, et c'est là, mais là seulement, qu'il importe de se préoccuper du phénomène de la douleur, de la durée de l'opération, du procédé le plus prompt et le plus efficace pour arriver à ce résultat.

Le second temps commence lorsque la tumeur a été à peu près détruite et a pour but de poursuivre les dernières molécules cancéreuses qui sont imperceptibles à l'œil. C'est le plus important, car il s'agit d'aller chercher à travers les tissus sains les cellules qui les infectent.

Un semblable résultat, sans lequel la cautérisation est illusoire, est-il possible, et par quel procédé l'atteindre?

Oui, le résultat est possible, si l'on trouve des substances qui aient une affinité élective pour l'élément cancéreux.

Mais ces substances existent-elles et en connaît-on?

Nous savons déjà que les préparations arsénicales semblent posséder une semblable propriété ; mais outre que le fait est encore con-

testable, l'emploi de ces produits présente
trop de dangers pour songer à y recourir.

L'analogie scientifique la plus rigoureuse
permet de penser qu'il en existe d'autres. Qui ne
sait que les divers éléments anatomiques du
règne végétal ou animal réagissent diversement sur un agent chimique déterminé ; qui
ne sait encore que les transformations subies
par ces éléments sont régies, non-seulement
par leur nature chimique propre, mais encore
par leur état physiologique, leur degré de vitalité, ou pour mieux dire par la résultante de
ces forces ? Or qu'y a-t-il d'illogique ou de
téméraire à penser qu'il existe des agents capables de s'infiltrer dans les tissus sains, tout
en les respectant, et d'atteindre spécialement
un élément organique déterminé ?

Ces considérations transcendantes de chi-
mie chirurgicale, ne sont pas nouvelles, et
nous n'avons pas l'intention de les revendi-
quer; mais si nous n'en sommes ni l'inventeur,
ni le promoteur, nous n'hésitons pas à nous en
déclarer le partisan ardent et convaincu.

En résumé, le traitement du cancer présente deux ordres d'indications:

1° Relever les forces de l'économie pour s'opposer aux progrès de l'infection, et imprimer à tous les appareils organiques, une vitalité plus grande qui leur permette de résister énergiquement à l'envahissement parasitaire de ces organismes inférieurs, désignés sous le nom de cellules cancéreuses.

Administrer en même temps les remèdes qui, comme l'expérience nous l'a appris, tendent à combattre la genèse, la multiplication et la diffusion de ces produits.

2° Détruire l'accident local par les caustiques, et quand cet effet est produit, appliquer à la surface du mal des modificateurs, qui, en respectant les tissus sains, y pénètrent par absorption, imbibition ou endosmose, et vont exercer dans leur profondeur une action parasiticide sur les éléments du cancer.

Enfin, nous ajouterons que quand la tumeur est récente, on doit toujours tenter la résolution, qui est moins rare que l'on ne l'a crue jusqu'ici.

Le développement de ces propositions fera le sujet d'un travail que nous nous occupons de coordonner, et que nous livrerons prochainement à la publicité.

OBSERVATIONS

Je ne saurais mieux terminer cet opuscule, qu'en livrant à la publicité quelques cas de guérison empruntés à ma clientèle : elles seront à la fois le corollaire et la justification des idées que j'ai eu l'occasion d'y émettre.

Si dans quelques unes de ces observations, j'ai dû taire le nom du malade, c'est uniquement pour obéir à un sentiment de haute convenance, facile à apppprécier. Du reste, je suis autorisé à produire les noms et les adresses à quiconque désirerait se renseigner d'une façon positive.

PREMIÈRE OBSERVATION.

Madame Petit, rue Rochechouart, 12, à Paris, vint me consulter le 10 août 1864, pour un lupus qui avait déjà dévoré l'aile droite du nez, et qui menaçait d'étendre ses ravages.

Elle avait vainement consulté plusieurs médecins, et épuisé, pour ainsi dire, l'arsenal usuel des ressources thérapeutiques : un mois de mon traitement résolutif spécial, fut suffisant pour guérir radicalement ce mal qui résistait depuis plusieurs années à tous les remèdes.

DEUXIÈME OBSERVATION.

Madame M..., rue Saint-Hyacinthe-Saint-Honoré, à Paris, âgée de vingt-deux ans, mariée à quinze ans et mère à dix-sept, vint réclamer mes soins, vers le milieu de 1864, pour une affection des plus graves.

Elle nous raconta qu'ayant reçu un coup de coude assez violent dans le sein droit, elle avait vu un peu plus tard, une tumeur dure, bosselée, se manifester dans cet organe. Peu à peu cette tumeur avait adhéré aux tissus voisins, s'était accrue assez rapidement et était devenue le siége de douleurs lancinantes.

Quand elle se présenta à ma consultation, cette tumeur du volume d'un œuf de poule, était dure, bosselée, non adhérente aux tissus sous-jacents ; les ganglions de l'aisselle du même côté étaient tuméfiés et indurés. La peau qui recouvrait la tumeur était encore saine ; on y remarquait seulement un commencement de développement du réseau veineux ; le mamelon était élargi et comme étalé.

En examinant la malade je reconnus, non sans surprise qu'une altération identique, mais naissante occupait le sein et l'aisselle du côté opposé.

La malade était un peu amaigrie ; le facies était terreux ; les digestions difficiles. Enfin, nous ajouterons que sa mère et sa sœur avaient succombé à des affections cancéreuses.

Je procédai immédiatement à l'institution

de mon traitement général, et j'appliquai en même temps mes topiques résolutifs sur les tumeurs du sein et sur les ganglions des aisselles. Madame M... eut d'ailleurs la liberté de continuer ses occupations habituelles. Quelques jours après, la tumeur avait considérablement diminué ; et enfin après cinq mois de traitement, il ne restait plus qu'un noyau insignifiant qui, diminuant progressivement, permettait de pronostiquer avec précision l'époque prochaine de sa résolution définitive, résolution qui s'est, en effet, opérée.

L'état général était satisfaisant ; la malade avait visiblement engraissé ; à la teinte terreuse, avaient fait place la fraîcheur et les couleurs de son âge, et les fonctions digestives avaient repris toute leur activité.

C'est un exemple remarquable de résolution de tumeur cancéreuse ; je sais bien que l'on m'objectera que le microscope n'ayant pas été employé, le diagnostic manque d'un élément de certitude. Mais c'est là une fin de non-recevoir que nous ne saurions accepter, et tous les esprits de bonne foi penseront comme nous que si la maladie avait été abandonnée à elle-même, la phrase symptomatique n'aurait pas tardé à se compléter, et que la malade aurait tôt ou tard succombé aux progrès de l'infection.

Nous ferons remarquer que si le traitement a été un peu long, environ cinq mois, en revanche la malade n'a eu aucun risque à courir, aucune douleur à supporter, aucune interruption de travail à subir.

Comme ce fait est tellement en désaccord avec les opinions régnantes sur cette maladie, qu'il semble tenir du prodige, nous donnerons l'adresse de madame M... aux incrédules, car nous y sommes autorisé.

TROISIÈME OBSERVATION.

Madame Dussuc, marchande de volailles, rue Constantine, 113, à Plaisance (Paris-Montrouge), me consulta vers le mois de juin

6

1864, pour une tumeur épithéliale du nez, qui commençait à s'ulcérer. Divers médecins avaient été consultés et avaient vainement tenté la guérison de cette affection.

Mon traitement fut tenté en dernière ressource, et produisit un résultat complet.

La tumeur a disparu et rien, jusqu'ici, n'autorise à craindre une récidive.

QUATRIÈME OBSERVATION.

Madame Grandpré, repasseuse, rue Montboron, 10, à Versailles, âgée de vingt-neuf ans, réclama mes soins pour une tumeur du sein droit, dont elle attribuait l'origine à un coup qu'elle avait reçu un an auparavant.

Quand je la vis pour la première fois, cette tumeur, du volume d'un œuf de pigeon, était dure, bosselée, inégale et sujette à des douleurs lancinantes très-vives.

Plusieurs praticiens, consultés, avaient conseillé l'opération par l'instrument tranchant.

La malade fut soumise à ma médication résolutive, et en moins de deux mois la guérison était complète.

Cette tumeur était-elle de nature cancéreuse? C'est mon avis; c'est aussi celui de la plupart de mes confrères qui avaient vu la malade avant moi. En tout cas, la tumeur affectait une marche pleine de menaces, et nous ne saurions trop insister sur la valeur de ce fait au point de vue de la valeur des résolutifs dans le traitement des tumeurs.

Depuis, madame Grandpré est devenue enceinte, et sa grossesse a parcouru toutes ses phases sans qu'il se soit manifesté rien d'anormal du côté du sein.

CINQUIÈME OBSERVATION.

Vers le mois de juin 1863, M. Joseph Fournier, couvreur à Thenailles, arrondissement de Vervins, (Aisne) me présenta sa femme âgée de quarante-cinq ans, et sa fille âgée de seize ans, atteintes toutes les deux de tumeurs, l'une au sein droit et l'autre au sein gauche.

Ces tumeurs, celle de la fille, comme celle de la mère, présentaient les symptômes évidents que tout le monde s'accorde à reconnaître au cancer.

M. M. les docteurs Trancard et Penant fils, médecins, jouissant d'une certaine réputation dans la contrée, avaient porté ce diagnostic et infructueusement traité les malades.

Ces deux malades furent soumises à mon traitement général, et à l'application de mes topiques résolutifs.

Après deux mois de ce traitement l'amélioration était telle qu'il n'existait plus de doute sur l'issue définitive de ces deux tumeurs.

Voici, en effet, ce que m'écrivait à ce sujet M. Fournier.

Thenailles, 11 octobre 1864.

MONSIEUR CABARET,

J'ai l'honneur de vous adresser cette présente lettre de remerciements pour les soins assidus et les traitements que vous avez prodigués à ma femme et à ma fille, âgée l'une de quarante-quatre ans et l'autre de seize, pour une tumeur cancéreuse au sein droit datant de 1861.

Cette grave affection avait été abandonnée de plusieurs médecins ; c'est pourquoi je viens aujourd'hui vous certifier qu'elles sont guéries toutes les deux, vous informant en même temps que la présente attestation n'est signée que de personnes connaissant le mal et sa guérison.

Votre première visite date, pour toutes deux, du 25 octobre 1863 ; la première a vu disparaître ses craintes en mars 1864, et la seconde à la fin de janvier de la même année.

Depuis ce temps, monsieur, elles n'ont ressenti aucune douleur ayant rapport avec cette maladie si funeste pour bien des personnes.

Il est bon de dire aussi que, lors de votre première visite, la tumeur de la mère était grosse comme la tête d'un enfant, et celle de la fille comme un œuf de poule.

C'est grâce à vous, cher monsieur, que tout a disparu.

Recevez, etc.

(Suivent plusieurs signatures légalisées par le maire de la commune de Thenailles.)

Voici ce qu'il m'écrivait encore quelque temps après, en réponse à une demande de renseignements que je venais de lui adresser :

Thenailles, 18 octobre 1864.

MONSIEUR CABARET,

Je réponds à votre lettre de ces jours derniers, dans laquelle vous me demandez les noms des médecins ayant donné des soins à mes deux malades.

Ce sont MM. Trancard, Penant fils, et Godard d'Autreppes ; ces médecins ne nous ont pas dit positivement que leur maladie était inguérissable, mais j'ai cru comprendre à leurs demandes et à leurs réponses qu'ils n'espéraient pas en venir à bout.

Un autre médecin nous a dit que c'était un cancer chez la mère et la fille et ces quatre hommes s'accordent à dire aujourd'hui que le mal n'est que renfermé et qu'il reparaîtra.

Toujours est-il qu'elles n'ont ressenti aucune douleur depuis leur guérison, et dans quelque temps on pourra encore mieux le certifier. Croyez, monsieur, que je ferai tout ce qui sera en mon pouvoir pour vous renseigner à ce sujet, etc., etc...

Signé : Fournier-Supernand.

SIXIÈME OBSERVATION.

Madame Henry, grainetier, rue Miromesnil, 47, à Paris, portait au sein gauche une tumeur squirrheuse. L'affection appartenait à cette variété que l'on considère comme très-grave et que l'on désigne sous le nom de *squirrhe en cuirasse*.

La malade avait consulté la plupart des

illustrations chirurgicales de Paris, et tous avaient été d'accord pour conseiller l'opération par l'instrument tranchant. Avant de se soumettre à cette terrible nécessité, elle voulut avoir mon avis et essayer de mon traitement résolutif.

Celui-ci fut tenté et après un mois de traitement la tumeur avait complétement disparu.

Il ne saurait exister de doute sur la nature cancéreuse de la maladie ; nous n'en voudrions d'autre preuve que l'unanimité des médecins consultés dans le diagnostic.

On ne saurait non plus concevoir la moindre incertitude sur le résultat obtenu, car la tumeur, les douleurs, les troubles généraux, tout à disparu et l'état de madame Henry est on ne peut plus satisfaisant.

SEPTIÈME OBSERVATION.

Madame Lecoq, âgée de 29 ans, de Mesnil-Saint-Denis, (Seine-et-Oise) vint me consulter le 9 mai 1864, pour une tumeur du sein gauche du volume d'un œuf de poule.

La malade avait déjà vu plusieurs médecins qui tous avaient conseillé l'opération.

Un mois de mon traitement résolutif enleva complétement la tumeur.

N'ayant pas revu la malade depuis cette époque j'ai tout lieu de croire à sa guérison définitive.

Ces observations démontrent sans réplique que les tumeurs cancéreuses, à une certaine phase de leur développement, sont susceptibles de résolution.

Dans quelques uns des exemples ci-dessus rapportés, le traitement même a été assez bref. Nous devons cependant à la vérité d'ajouter que dans beaucoup de circonstances, les faits ne se passent pas ainsi, et que la malade et le médecin sont obligés à une plus longue persévérance.

HUITIÈME OBSERVATION.

Madame Regist, rue de la plaine, 5, aux Thernes, (Paris), était atteinte au sein droit d'une tumeur pour laquelle elle se présente à la consultation de la Charité, le 25 avril 1864. La malade fait remonter le début de la tumeur à six ans.

Le chirurgien de la Charité conseilla l'opération et fit remettre à la malade un billet d'admission.

Effrayée par l'idée de l'opération,' madame Regist, n'entra pas à l'hôpital et attendit sans rien faire jusqu'au 5 juin, jour auquel elle vint me consulter.

Elle fut immédiatement soumise à mon traitement résolutif.

Le 25 juin, la tumeur avait déjà considérablement diminué de volume, et le 5 juillet, elle avait complétement disparu.

J'étais loin, je l'avoue, de m'attendre à un résultat aussi prompt, surtout après qu'un chirurgien justement renommé pour sa science et son habileté avait prononcé la nécessité de l'opération.

Je n'ai pas revu madame Regist, depuis cette époque ; mais, comme elle m'a adressé, depuis, plusieurs malades j'ai tout lieu de penser que la guérison se maintient.

En présence de faits semblables, est-il nécessaire d'insister sur la supériorité du traitement résolutif ?

Aucune douleur, aucun des dangers de l'opération, pas même la cessation des travaux habituels. Pour apprécier la juste valeur d'une semblable méthode, il faut avoir été témoin de la joie des malades qui avaient dû subir toutes les angoisses de la nécessité d'une prochaine opération.

NEUVIÈME OBSERVATION.

Madame Latourte, domiciliée rue Basse, à Etampes, (Seine-et-Oise), vint me consulter dans les premiers jours d'avril 1864, pour une affection des plus graves.

Le sein gauche d'un volume considérable était induré, bosselé inégal, recouvert par une peau variqueuse et livide.

Une ulcération longue et étroite sécrétant un ichor abondant et fétide s'étendait de la partie moyenne du sein jusqu'au creux de l'aisselle.

L'épaule tuméfiée et douloureuse ne pouvait presque plus exécuter de mouvements.

L'œdeme s'étendait jusqu'à l'angle inférieur de l'omoplate.

Toute la région était très-douloureuse et était semée de ces petites pustules cancéreuses qui caractérisent la variété du cancer dite *cancer disséminé*.

Le sein droit était dur et douloureux ; mais la peau était saine.

La malade était en outre atteinte d'une autre affection incurable.

En présence d'un état aussi alarmant je ne pouvais concevoir aucune espérance de guérison, mais je dus essayer de mon traitement comme moyen palliatif.

Cette tentative pour ainsi dire désespérée donna néanmoins quelques résultats. En quelques jours l'enflure de l'épaule diminua; les mouvements devinrent plus faciles; les douleurs étaient beaucoup moindres; le sein droit était complétement revenu à l'état normal; le sein gauche semblait même se dégager un peu.

Malheureusement la malade succomba à un accident imprévu et tout à fait étranger à l'affection cancéreuse.

Certes j'étais loin de m'attendre à une guérison, ainsi que je l'ai dit plus haut; mais il était intéressant de suivre cette observation, pour savoir jusqu'à quel degré de soulagement le traitement eût pu arriver.

DIXIÈME OBSERVATION.

Catherine Chovet, âgée de trente-cinq ans,

cuisinière, chez M. Cherot, rue du chemin de fer, 22, à Auteuil, se présente à ma consultation, le 26 avril 1864, pour une tumeur du sein gauche datant déjà de plusieurs années.

Cette tumeur très-volumineuse et très-dure, adhérait d'une part au grand pectoral et de l'autre se confondait avec les téguments.

Le mamelon était très-déprimé, sans écoulement, et autour de lui existait une ulcération du diamètre d'une pièce de un franc.

Dans le creux de l'aisselle on pouvait constater un engorgement ganglionnaire qui le remplissait en entier.

Un grand nombre de médecins consultés, reconnurent l'impossibilité de l'opération, et regardèrent la malade comme vouée fatalement à une mort prochaine.

Ce fut au milieu de ces graves circonstances que fut institué mon traitement.

Sous cette influence, l'état s'améliora rapidement; le 10 août suivant, la tumeur était réduite au quart de son volume primitif; les ganglions axillaires avaient aussi beaucoup

diminué. Je continuai encore quelque temps
l'emploi des mêmes moyens; mais, la résolution ayant l'air de s'arrêter je dus compléter
le traitement par l'emploi de mes destructeurs.

La tumeur, ainsi que je l'ai dit plus haut,
étant déjà considérablement réduite, cette
opération fut prompte et bien supportée.

La cicatrisation marcha régulièrement, et
fut complète vers le mois de janvier.

Ce fut vers cette époque que la malade me
fit apercevoir que le sein droit était aussi
atteint d'une tumeur dont le volume s'accroissait rapidement.

Je fis immédiatement l'application de mes
topiques résolutifs, qui en firent prompte justice.

Je ferai observer que pendant la première
période du traitement la malade avait continué ses occupations habituelles.

Aujourd'hui la malade est dans un état aussi
satisfaisant que possible.

Cet heureux état se maintiendra-t-il ?

Je l'espère et surtout je le souhaite, mais

en réalité je n'oserais l'affirmer. Mais quelle que soit la destinée que l'avenir lui réserve, cela n'en est pas moins intéressant, en ce sens qu'il démontre le parti que l'on peut tirer de l'emploi successif des résolutifs et des caustiques, et qu'il établit la supériorité de cette méthode de traitement sur celle qui s'appuie exclusivement sur l'opération par le bistouri.

Nous ignorons ce qui serait advenu dans le cas ou la témérité eût été portée jusque là ; mais nous n'hésitons pas à croire que la malade aurait couru les plus grands dangers. Du reste, ainsi que nous le rapportons plus haut, l'opération avait été dans ce cas déclarée impraticable par les hommes de l'art qui avaient examiné le sujet.

ONZIÈME OBSERVATION.

M. Victor Bury, cultivateur à Whignies (Nord) âgé de soixante-trois ans, né d'un père mort d'un cancer de la face, portait au sommet de la tête uue tumeur reconnue cancéreuse ulcérée.

Cette tumeur, du volume d'un œuf de pigeon, fut attaquée directement par mes destructeurs spéciaux, et soigneusement détruite.

Un mois après l'opération, la cicatrisation était compléte et la guérison, qui date de cinq ans déjà, s'est toujours maintenue.

DOUZIÈME OBSERVATION.

Madame Calzin de Voheries (Aisne), vers le mois de janvier 1863, réclama mes soins pour une tumeur squirrheuse du sein gauche.

Cette tumeur avait déjà acquis le volume du poing d'une adulte, mais elle conservait encore une certaine mobilité.

L'application de mes topiques résolutifs réduisit d'abord la tumeur de moitié, et l'emploi des destructeurs fit le reste.

Cette malade quoique fort âgée et très-affaiblie supporta bien le traitement, et jusqu'ici rien n'autorise à craindre une récidive.

TREIZiÈME OBSERVATION.

Madame Lomelle, âgée de soixante-neuf ans, domiciliée à Fontenay-sous-Bois (Seine) vint me consulter vers le mois de décembre 1864.

Elle était affectée d'ulcères variqueux aux jambes depuis vingt-huit ans.

En dernier lieu ces ulcères avaient pris un aspect cancéreux et menaçaient de s'étendre rapidement. La gène ou plutôt les souffrances qu'ils occasionnaient empêchaient la malade de se livrer à aucune occupation.

Divers médecins avaient été consultés; leurs efforts n'avaient abouti qu'à une amélioration passagère, disparaissant aussitôt que madame Lamelle voulait se livrer à un travail quelconque, ou à une marche un peu prolongée.

Je la mis à l'usage de mon traitement général, en même temps que mes agents locaux furent employés au pansement des ulcères.

Au bout de trente jours de cette médication, la cicatrisation était complète et la guérison s'est parfaitement maintenue.

Cette observation donne lieu aux réflexions suivantes :

Elle établit d'abord la curabilité des vieux ulcères, curabilité mise en doute par quelques praticiens.

En second lieu, elle démontre l'innocuité de la guérison de ces vieux ulcères, que l'on n'osait autrefois attaquer, les considérant comme des émonctoires naturels, dont l'existence était devenue, pour ainsi dire, indispensable à l'entretien de la santé.

QUATORZIÈME OBSERVATION.

Vers le 1er novembre 1864, M. Thiébaut, demeurant Boulevard Beaumarchais, 16, âgé de quarante ans, d'un tempérament nervososanguin et d'une constitution vigoureuse, s'aperçut, il y a environ huit ans, de l'existence d'une tumeur qui s'était développée sur l'épaule droite.

Cette tumeur s'accroissait rapidement, et plusieurs chirurgiens consultés conseillèrent l'opération.

Effrayé de cette perspective, M. Thiébaut temporisa, mais enfin il dut se résigner et l'opération fut pratiquée par une des sommités chirurgicales de Paris.

A la suite de cette opération la cicatrisation fut lente, mais finit enfin par se compléter.

Un an après, un des points de la cicatrice se développa et devint le point de départ d'une nouvelle tumeur.

Une deuxième opération fut pratiquée par le même chirurgien, et le malade put se croire définitivement débarrassé ; mais cette sécurité était trompeuse et fut de courte durée, car quelques mois seulement après, la tumeur repullula et prit cette fois de grandes proportions en très-peu de temps.

Le malade effrayé et découragé s'adressa à une autre célébrité chirurgicale ; l'opération fut pratiquée une troisième fois avec toute l'habileté et le talent désirables, mais une quatrième récidive vint jeter le malade dans un découragement complet.

C'est au milieu de ces fâcheuses circonstances que le malade vint réclamer mes conseils; quand je le vis la première fois, la tumeur occupait la partie inférieure du cou et supérieure du dos, vis-à-vis l'épine de la première dorsale. Son volume était celui du poing d'un adulte et ses caractères ceux de l'espèce d'affection désignée sous le nom de *tumeur fibro-plastique.*

Il entra immédiatement, sur mon conseil, dans ma maison de santé. et, le lendemain, je procédai à l'application des caustiques spéciaux.

Quarante-cinq jours après, M. Thiébaut pouvait rentrer chez lui, et, quelques jours plus tard, la cicatrisation était complète.

Y aura-t-il une cinquième récidive? Nous

l'ignorons ! Cependant, en comparant la dernière cicatrisation avec celles des premières opérations on penche pour la négative.

Les premières opérations ont laissé des cicatrisations inégales, irrégulières, frangées et diversement colorées ; la dernière, au contraire, est lisse, régulière et d'une coloration uniforme voisine de celle de la région.

Nous pensons aussi, comme nous l'avons déjà dit plus haut, que l'emploi de certains caustiques détruit la tumeur et modifie profondément les tissus voisins, soit par une modification spéciale dont le mécanisme nous échappe, soit simplement par la nature de l'inflammation de voisinage qu'elle provoque.

Quoi qu'il en soit, le malade est délivré de la terreur du bistouri, et si contre toute attente, il se produisait encore une récidive, en s'y prenant dès le début, l'affection serait immédiatement réprimée presque sans douleur et sans dérangement.

QUINZIÈME OBSERVATION.

Vers le milieu du mois de mars 1865, je reçus la visite de **M.** le docteur Vermont de Mont Saint-Vincent (Saône-et-Loire).

Cet honorable confrère âgé de soixante-douze ans, mais d'une constitution vigoureuse et d'une santé robuste était fort inquiété par la présence d'un *acné cancroïde* de l'aile gauche du nez.

Il existait, en outre, au-dessous de la paupière inférieure droite, une induration de même nature, et en même temps, on observait, à la région temporale gauche. une tumeur fongueuse du volume d'une noix, qui paraissait devoir prendre des proportions considérables.

Mon estimable confrère avait combattu vainement cette affection par tous les moyens connus.

Il avait, en outre, reçu les soins les plus empressés de son fils, docteur en médecine et praticien fort distingué.

Enfin, fatigué de toutes les tentatives, et inquiet pour l'avenir, il s'était décidé à venir consulter les sommités scientifiques de la capitale, où il avait, pendant six semaines environ, reçu leurs conseils et leurs soins sans aucun profit.

Je conseillai à M. le docteur Vermont d'entrer dans mon établissement; il s'y résigna.

Je le soumis aussitôt à mon traitement, et, vingt jours après, l'acné de l'aile du nez était en bonne voie de guérison; les tumeurs étaient enlevées et la cicatrisation opérée.

M. Vermont fut obligé de quitter l'établissement plus tôt que je ne l'aurais désiré, mais la guérison a continué régulièrement, car, voici ce qu'il écrivait un mois après au rédacteur en chef du *Siècle :*

« Monsieur le rédacteur,

« Depuis quatre ans, j'étais atteint d'un acné cancroïde de la face qui faisait des progrès inquiétants, et, après avoir employé les moyens que mes connaissances médicales m'avaient suggérés, je réclamai, mais en vain, les conseils dés sommités scientifiques parisiennes.

« Ce fut dans cette position que je consultai le docteur Cabaret, de Billancourt. (Près Paris.)

« D'après les conseils de ce confrère, je m'installai dans sa maison de santé d'où je suis sorti guéri après un mois de traitement.

« Durant mon séjour dans la maison de santé de Billancourt, j'ai pu constater la puissance des moyens spéciaux du docteur Cabaret sur d'énormes tumeurs cancéreuses du sein et de l'aisselle.

« Dans l'intérêt de l'humanité, je vous prie de publier cette lettre qui, je l'espère, rendra l'espoir à bien des malheureux.

« *Signé :* Dr VERMONT. »

SEIZIÈME OBSERVATION.

Mademoiselle Charderon, âgée de ..., demeurant rue de l'Arc-de-Triomphe, 28, à Paris, nous fit appeler dans le courant de janvier 1865 pour une tumeur encéphaloïde du sein droit.

Cette tumeur du volume énorme de la tête d'un adulte présentait à son centre un fongus considérale d'où s'échappait incessamment un ichor abondant et fétide.

La malade était dans un état de maigreur excessive ; la peau avait pris cette teinte jaune paille que l'on sait caractéristique du cancer arrivé à ses dernières périodes. Les lèvres étaient décolorées, l'appétit presque nul, les digestions laborieuses.

Je conseillai à mademoiselle Charderon d'entrer dans ma maison de santé, où elle fut immédiatement soumise au traitement général. Deux jours après, j'entrepris la destruction de cette immense tumeur.

Malgré les quelques souffrances inévitables dans ces cas extrêmes, l'état général de la malade ne tarda pas à s'améliorer insensiblement. L'appétit reparaissait, les digestions devenaient meilleures, la coloration anormale de la peau tendait à s'effacer, les lèvres reprenaient leur aspect naturel : la vie, en un mot, semblait renaître dans cet organisme épuisé à la fois par les souffrances, l'infection cancéreuse et la suppuration.

Trois mois plus tard, la tumeur avait complètement disparu, la plaie résultant de cette destruction était cicatrisée , la malade était dans un état de bien-être inespéré.

Mademoiselle Charderon put rentrer chez elle : heureuse de ce retour à la santé, elle fit des courses, des visites, se fatigua, transpira, se refroidit, commit des imprudences, en un mot, qui amenèrent une pneumonie du côté gauche , qui fut, elle-même, suivie d'une pneumonie du côté droit, quelques jours après.

En présence d'accidents si graves, il me restait peu d'espoir. Néanmoins, la malade échappa comme par miracle à tous les dangers d'une pneumonie double.

Je fus deux fois heureux de ce dénouement, car déjà les commentaires et les fâcheux propos se donnaient un libre cours. Il ne s'agissait de rien moins que d'une prompte récidive du cancer dans le poumon, malgré l'étrangeté et la rareté du fait.

On remarquera dans cette observation la supériorité d'une méthode qui, sans grandes douleurs, sans effusion de sang, peut anéantir une tumeur qui, opérée par le bistouri, eut exigé un immense traumatisme auquel la malade était incapable de résister.

Cette opération met aussi bien en relief la puissance du traitement général, car, au milieu même des souffrances de l'opération, la santé se rétablit presque à vue d'œil et acquit une vigueur qui lui permit de résister pendant la convalescence aux dangers d'une pneumonie double.

DIX-SEPTIÈME OBSERVATION.

Madame Simon, âgée de cinquante-cinq ans, demeurant à Paris, rue Saint-Paul, 35, s'aperçut en 1863 qu'elle était atteinte d'une tumeur au sein gauche.

Cette tumeur d'abord indolente s'accrut insensiblement et devint le siége de douleurs lancinantes vives.

Plusieurs médecins consultés conseillaient l'extirpation. Quand elle vint me consulter, cette tumeur était aplatie, peu mobile et du volume d'un œuf de dinde. Les ganglions de l'aisselle avaient éprouvé un commencement d'hypertrophie ; l'amaigrissement et la décoloration des téguments commençaient à se manifester.

Je la soumis à mon traitement local et général, et en un mois environ la guérison fut complète.

Depuis j'ai revu la malade, la guérison s'est maintenue et l'état général est très-satisfaisant.

Nous ajouterons que, ayant eu l'occasion de rencontrer son médecin habituel, nous avons été heureux de recevoir ses félicitations.

DIX-HUITIÈME OBSERVATION.

Madame Virginie David, cinquante-huit ans, demeurant chez M. le comte Albert de........ rue de Chaillot, 64, à Paris, vint me consulter, en 1864, vers le milieu de l'année, pour une tumeur du sein gauche, dont le volume avait atteint celui de la tête d'un adulte.

Cette dégénérescence était dure, peu mobile et bosselée. La peau était saine ; mais, on sentait une espèce de tractus induré partant du bord externe de la tumeur et la reliant, pour ainsi dire, aux ganglions de l'aisselle, hypertrophiés en masse et très-durs.

Des douleurs lancinantes, très-vives et très-fréquentes, tourmentaient la malade, dont l'état général était d'ailleurs assez bon.

L'usage des résolutifs fut continué exactement pendant plusieurs mois, sans autre résultat que la cessation presque complète des douleurs et une diminution de la partie antérieure de la tumeur; mais celle-ci continuait à s'accroître par sa partie supérieure et la peau commençait à s'altérer. Les ganglions de l'aisselle étaient demeurés dans le même état.

Malgré ce peu de succès, convaincu que s'il restait une chance de salut à la malade, elle était dans ma méthode, j'eus recours à mes caustiques.

Après quinze jours de traitement, la moitié de la tâche était déjà accomplie, lorsqu'il se manifesta une scarlatine assez grave.

Je fus obligé de suspendre pour ne m'occuper que de l'affection intercurrente.

Mais, aussitôt que la convalescence apparut, je repris l'application de mes agents destructeurs, et l'opération fut terminée dans les premiers jours de mai 1865.

Aujourd'hui, la cicatrisation est presque complète ; les ganglions de l'aisselle sont normaux, et toutes les autres fonctions s'exécutent normalement. Malheureusement, j'ai appris depuis, qu'une affection étrangère à celle qui nous occupe est venue traverser la convalescence et lui causer de nouveaux ennuis.

DIX-NEUVIÈME OBSERVATION.

Le 6 octobre 1862, je fus consulté par Magnian, valet de charrue à Froidmont-Cohartille (Aisne).

Ce malheureux était atteint d'un cancer qui lui avait ravagé la lèvre inférieure et une partie du menton, sans cependant avoir encore trop profondément désorganisé les tissus profonds.

La suppuration était très-abondante et présentait cette espèce de fétidité propre à l'ichor de l'affection qui nous occupe.

Le médecin qui l'avait soigné jusque là, pendant plusieurs mois, lui avait enfin parlé d'une opération qui semblait impossible.

Je jugeai le cas si grave, que je n'osai en tenter la cure.

Un mois plus tard, et devant ses supplications désespérées, je me décidai à le soumettre à mon traitement. Le jour même, je fis l'application de mes agents, et j'eus le bonheur de voir le succès dépasser mes espérances. Un mois après, cette vaste ulcération était cicatrisée et le malade pouvait aller reprendre ses occupations.

Le mois dernier, ce malade m'adressait une lettre de remerciements et m'assurait que la guérison s'était maintenue.

VINGTIÈME OBSERVATION.

Dans le courant du mois de mars 1864, je fus appelé à Franconville (Seine-et-Oise) par mon honorable confrère, le docteur Picard, pour donner des soins à son épouse atteinte d'un cancer du sein droit.

A l'époque où je vis la malade pour la première fois, la maigreur était extrême, l'appétit presque nul, les digestions lentes et pénibles.

A la place du sein droit, complétement détruit, existait un ulcère large de 10 centimètres et long de 15.

Le docteur Picard, son mari, avait consulté les célébrités chirurgicales parisiennes, et leur avis avait été unanime sur l'incurabilité du cas.

Après quarante jours de traitement, toute apparence cancéreuse avait disparu, et la

maladie marchait rapidement vers la guérison.

Voici, du reste, la lettre que M. Picard
adressa à cette époque aux journaux, qui se
hâtèrent de l'insérer :

Monsieur le Rédacteur,

Ma femme, septuagénaire, était atteinte,
depuis deux ans, d'un cancer du sein droit,
reconnu incurable par moi et par plusieurs
sommités scientifiques parisiennes.

M. le docteur Cabaret a fait sur ma femme
l'application de la méthode de traitement du
cancer sans opération, et, après quarante jours
de traitement, l'amélioration est telle que,
pour moi, la guérison est certaine.

Je voudrais faire connaître au monde entier la puissance des moyens employés et qu'a
pu si parfaitement supporter une malade âgée
et sensible.

Je vous prie, monsieur le rédacteur, dans l'intérêt de l'humanité, de vouloir bien insérer cette lettre dans votre plus prochain numéro.

Recevez, etc.

Dr PICARD (de Franconville).

Je continuai mes visites à Franconville encore un mois, époque à laquelle l'état était si satisfaisant, que madame Picard qui, avant, ne quittait pas la chambre, pouvait se livrer à de longues promenades, et même venir à ma consultation.

Malheureusement, madame Picard, satisfaite au delà de ses espérances, se contenta de cette amélioration, et ne poursuivit pas ce traitement jusqu'à la fin.

Aujourd'hui, le mal a repris un peu d'empire, sans cependant que la malade ait jugé à propos de recommencer le traitement, qui, nous n'en doutons pas, ne tarderait pas à amener une guérison radicale.

VINGT ET UNIÈME OBSERVATION.

Madame Josse, de Mondrepuis (Aisne), septuagénaire, portait depuis longues années un cautère qui avait provoqué un œdème de toute la jambe.

Deux ans environ avant qu'elle vînt me consulter, il s'était manifesté, au membre inférieur du même côté, un petit ulcère qui, d'abord sans caractère grave, ne tarda pas à gagner en profondeur et en surface.

Les progrès devenant de plus en plus rapides, la malade se décida à venir me consulter.

A ma première visite, je pus constater une vaste plaie à bords irréguliers, livides, à fond grisâtre, à suppuration abondante et fétide, et tellement profonde que l'on s'étonnait de ne pas apercevoir les os.

Plusieurs chirurgiens distingués avaient été

consultés et n'avaient vu d'autre ressource que l'amputation.

La malade fut soumise à mon traitement, et, avant un mois, la cicatrisation était complète.

Aujourd'hui, après cinq ans, la cicatrice est solide, et rien ne peut plus faire craindre une récidive. La malade se sert de son membre comme de l'autre, et, malgré son grand âge, elle fait sans fatigue, à pied, des voyages de plusieurs lieues.

VINGT-DEUXIÈME OBSERVATION.

Madame Remberge, rue de l'Ancienne-Comédie, maison des *Mousquetaires*, me fit appeler, vers le mois de novembre 1864, pour sa mère atteinte d'un cancer du sein gauche.

Cette malade est septuagénaire et d'un

tempérament sanguin ; sa santé est bonne, et rien, dans son habitude extérieure, ne ferait soupçonner qu'elle est en proie à une affection aussi grave.

A l'examen, je constate une tumeur encéphaloïde ulcérée et bien caractérisée du volume du poing.

Les ganglions axillaires constituent une masse volumineuse, dure et remplissant le creux de l'aisselle.

La tumeur est le siége d'accès douloureux lancinants très-fréquents ; les hémorrhagies sont fréquentes aussi et assez abondantes.

J'espérais peu de cette malade, arrivée déjà aux dernières périodes du mal. Aussi, ne fût-ce que pour ne point la décourager que j'entrepris le traitement qui, en tout cas, fut conduit avec les plus grands ménagements.

Je commençai par détruire la tumeur peu à peu, et, encouragé par un soulagement notable, je poursuivis la tumeur du sein et celle des ganglions jusqu'à sa racine. La cicatrisation a marché régulièrement, et, aujourd'hui, l'état local est aussi satisfaisant que possible.

VINGT·TROISIÈME OBSERVATION.

M. Bertaux, de Fourmies, (Nord), me fit appeler dans le courant de l'année 1860, pour une tumeur de la paupière supérieure gauche.

Le malade était d'autant plus inquiet sur l'issue de cette affection, que sa mère était morte d'un cancer de la face.

Je me décidai à porter l'action de mes agents destructeurs sur cette partie. Je n'insiste pas sur toutes les précautions dont je dus mentourer pour mener à bonne fin une semblable opération dans une région aussi délicate. Tous les lecteurs sont à même d'en apprécier la difficulté. Bref, je parvins à enlever la tumeur sans accident primitif ni consécutif et le malade est radicalement guéri sans difformité appréciable.

VINGT-QUATRIÈME OBSERVATION.

En 1863, M. le maire d'Augy (Aisne), m'adressa madame Lorrain qui était atteinte d'un lupus ulcéré du nez ayant déjà envahi la lèvre supérieure et une portion notable des joues, et les angles internes des yeux.

La malade avait déjà subi un traitement prolongé dans un hôpital de Paris, sans aucun résultat, les os propres du nez s'étaient exfoliés pendant ce traitement.

Malgré l'état invétéré du mal, malgré l'étendue presque effrayante des ravages déjà accomplis, avec l'emploi de mes moyens résolutifs je parvins à obtenir une cicatrisation complète.

La maladie ne s'est pas reproduite et la cicatrisation est beaucoup moins difforme que l'étendue de l'ulcère n'aurait pu le faire présumer.

8.

VINGT-CINQUIÈME OBSERVATION.

M. Petit, rue Rochechouart, 12, à Paris, vint à ma consultation pour un lupus qui avait déjà rongé une partie des ailes du nez et qui avait gagné la lèvre supérieure.

En moins d'un mois cette affection que l'on regarde comme incurable était cicatrisée, sans douleurs et même sans cessation de travail.

VINGT-SIXIÈME OBSERVATION.

Madame Clarisse-Goberville, demeurant rue Montmartre, 29, à Paris, recevait depuis quinze mois des soins infructueux pour un lupus siégeant sur le nez.

Des cautérisations inopportunes avaient donné un caractère très-grave à cette maladie.

Je vins à bout d'en obtenir la cicatrisation, mais vu l'état exceptionnel de l'ulcère il fallut trois mois de traitement.

VINGT-SEPTIÈME OBSERVATION.

Madame Armandier (dit Lafleur), aubergiste à Nanterre (Seine), vint à ma consultation, dans le courant d'avril, pour une tumeur du sein gauche du volume d'un œuf de pigeon, et présentant au début le fâcheux caractère du squirrhe dit en cuirasse.

Les résolutifs ordinaires (pommades iodurées à l'iodure de plomb, emplâtre de ciguë) avaient été employés sans succès.

La partie malade était le siége de douleurs lancinantes très-aiguës qui inquiétaient la malade.

Mon traitement résolutif, tant général que

local, fut mis en œuvre et couronné d'un succès complet, en moins de six semaines, sans cessation de travail.

Cette observation prouve une fois encore la puissance de ma méthode résolutive. Elle devra faire comprendre l'avantage qui existera toujours pour les malades qui feront usage de mes moyens au début de la maladie.

VINGT-HUITIÈME OBSERVATION.

Vers le mois d'octobre 1864, je fus appelé rue de Sèvres, 27, à Paris, à la maison mère des religieuses de Saint-Thomas de Villeneuve pour donner mes soins à une malade confiée à ces dames.

Cette malade, âgée de trente-quatre ans, portait dans le sein gauche une tumeur dure, bosselée, du volume d'un œuf de poule et présentant tous les caractères du squirrhe.

Je mis en œuvre mon traitement résolutif.
La résolution fut lente, mais la malade l'attendit avec d'autant plus de patience qu'elle ne souffrait pas et qu'elle pouvait se livrer à ses occupations.

Vers la fin de juin 1865, la guérison est complète.

Cette cure me paraît très-intéressante en ce qu'elle prouve d'une manière évidente la puissance de mes résolutifs.

Mais, diront les sceptiques, cette tumeur était-elle squirrheuse ?

Je l'ai jugée telle ; mais admettons que ce fût une tumeur adénoïde et ce sera encore un résultat que ne donneront jamais les iodures, les emplâtres de ciguë, ni les autres fondants classiques.

VINGT-NEUVIÈME OBSERVATION.

Madame la duchesse de Rivière nous fit appeler à Paris, dans le courant de mars 1865, pour nous consulter sur la position de madame Cribier, de Craon (Mayenne).

Cette malade présentait au sein droit une tumeur encéphaloïde, fongueuse, du volume énorme de la tête d'un enfant nouveau-né, non ulcérée, mais ouverte par un bistouri imprudent. On remarquait sous l'aisselle, du même côté, un ganglion hypertrophié, du volume d'une noix.

L'appétit était assez bon, mais la malade était dans un état de faiblesse presque inquiétant.

Un spécialiste de Paris donnait ses soins à madame Cribier depuis un mois, mais il l'avait abandonnée parce que le ganglion de l'aisselle avait résisté à la pommade à l'iodure de plomb.

Ce fut dans ces tristes conditions que cette malade entra dans ma maison de santé.

M. le docteur Vermont, alors mon pensionnaire, put constater l'état du sujet.

J'entrepris immédiatement la destruction de l'énorme tumeur du sein et la résolution de celle de l'aiselle.

Après trente jours de traitement, la résolution du ganglion était complète ; et après un traitement de trois mois et demi, madame Cribier sortit de ma maison; elle est complétement guérie.

TRENTIÈME OBSERVATION.

Dans les premiers jours d'avril 1865, M. Lemaire, chef de bureau à la préfecture de la Seine, me présenta sa femme de charge, madame Judice, de Boulogne, âgée de soixante-cinq ans.

Cette malade avait, à la partie supérieure

du sein droit, une tumeur dure, irrégulière, adhérente à la peau et du volume d'un œuf de poule. Des douleurs lancinantes se faisaient sentir.

Au-dessous de cette tumeur on remarquait une espèce d'empâtement de la totalité de la glande mammaire , naturellement très-développée.

Je soumis la malade à mon traitement résolutif, qui en un mois fit justice de l'engorgement mammaire. Le 15 mai, j'attaquai par mes caustiques la tumeur qui fut enlevée assez vite, malgré sa profondeur; enfin, le 10 juillet, la guérison était complète.

Cette observation nous paraît intéressante en ce que cette affection a nécessité l'emploi des résolutifs et des caustiques.

S'il avait fallu opérer cette malade par le bistouri, il était indispensable d'enlever complétement le sein, c'est-à-dire de provoquer une perte de substance impossible chez un vieillard.

Tandis qu'avec mes deux moyens combinés

j'ai pu conserver le mamelon et obtenir une
cicatrice qui dans quelques mois sera à peine
visible.

TRENTE ET UNIÈME OBSERVATION.

Vers le 1er juin 1865, M. l'abbé Josse,
curé de Moustoirac (Morbihan), nous présenta
une malade dans l'état suivant.

Au sein droit on constate la présence d'une
tumeur dépassant le volume de la tête d'un
adulte ; du milieu de cet énorme encéphaloïde
s'échappe un fongus, véritable champignon
d'où suinte un ichor d'une fétidité repous-
sante.

Entre le sternum et le bord interne de la
tumeur on trouve la cicatrice d'une opération
que la malade a déjà subie.

Il fallut immédiatement employer mes
caustiques avec lesquels je détruisis, non-seulement toute la tumeur, en deux mois, mais
encore une grande partie des ganglions axil-

laires hypertrophiés. Plusieurs confrères visitèrent cette malade et tous admirèrent ce résultat inespéré.

Peut-être les sceptiques diront-ils que cette tumeur n'était pas cancéreuse ; à cela je réponds : Donnez-lui tel nom qu'il vous conviendra, mais cette affection ne conduisait pas moins cette malade à une fin prochaine.

A ces quelques observations nous pourrions en joindre un bien plus grand nombre ; mais par un sentiment que l'on conçoit, peu de personnes veulent livrer leur nom à la publicité surtout dans les cas d'affections de la matrice.

D'ailleurs, celles que nous venons de citer, et qui, soit dans leurs détails, soit dans l'ensemble, présentent tous les caractères d'une parfaite authenticité, suffisent pour démontrer les propositions théoriques exposées dans le

courant de ce travail sur la curabilité du cancer.

Elles suffisent aussi à établir que des recherches longues et patientes ont mis entre nos mains
des agents et des procédés supérieurs à ce qui
existe dans la science et que nous nous pro-
posons de livrer prochainement à la publicité.

AFFECTIONS ULCÉREUSES ET PUSTULEUSES

DE LA PEAU.

L'histoire des affections cutanées est longue et obscure ; malgré l'abondance des matériaux que l'anatomie pathologique semble avoir pris à tâche de lui fournir tous les jours, on peut dire qu'elle présentera longtemps de nombreux *desiderata.* Une semblable assertion étonnera sans doute les esprits prévenus, qui pensent que la lumière ruisselle dans l'étude des maladies extérieures, et que la science réserve tous ses secrets pour celui qui s'occupe des lésions enfouies dans les mystérieuses profondeurs de l'organisme ; elle n'a cependant rien d'étrange si l'on songe à la multiplicité des éléments qui entrent dans la composition de la peau, à la complexité de sa destination, aux étroites et nombreuses connexions qu'elle a avec les organes essentiels à la vie, et au nombre presque indéfini des agents qui luttent sans cesse contre elle. Placée en effet sur l'extrême limite de l'économie vivante, elle doit subir les atteintes du froid et du chaud, du soleil et de l'humidité, des poussières irritantes, des gaz délétères, des principes contagieux, des frottements; des chocs, et même des organismes végétaux et animaux inférieurs qui viennent lui demander à la fois un support et un aliment.

Outre son rôle de membrane protectrice, la peau est l'organe presque exclusif du toucher, et elle est le siége de la plus abondante des sécrétions.

Son organisation est en rapport avec cette triple fonction. Si l'on en prend un lambeau et qu'on le laisse macérer quelques jours dans de l'eau, il se sépare en deux lames bien distinctes, l'une profonde et l'autre superficielle.

La première est essentiellement composée de fibres entrecroisées et formant un tissu lâ-

che éminemment extensible et élastique. C'est
à cette double propriété qu'elle doit de s'appliquer exactement sur les parties profondes,
et d'en traduire exactement tous les détails de
forme. C'est elle qui en constitue l'élément
fondamental et que l'on désigne sous le nom
de *derme* ou *chorion*.

La lame superficielle ou épiderme est une
espèce de vernis sécrété à la face superficielle du derme desséché au contact de l'air,
et essentiellement destiné à protéger les couches plus profondes. Il est lui-même assez
facilement divisible en deux feuillets, dont
l'un, plus mou, est d'origine récente et dont
l'autre, tout à fait superficiel, est complétement
sec et tombe incessamment sous l'influence des
frottements ou spontanément par suite de son
évolution naturelle. C'est la couche la plus
profonde de l'épiderme, considérée comme un
plan distinct, que l'on désignait il y a seulement quelques années sous le nom de corps
muqueux de Malpighi.

Entre l'épiderme et le chorion, et pénétrant

même la substance de l'épiderme, se trouvent disséminés les corpuscules de matière colorante qui donnent à la peau les nuances si nombreuses et si diverses des variétés de l'espèce humaine, depuis le noir d'ébène des habitants de la côte d'Afrique jusqu'au blanc mat et transparent de certains individus de la race indo-européenne.

Cette infinie de variété de teintes est due à une seule substance, le pigment, et le plus ou moins d'intensité de la couleur dépend seulement de la quantité de matière colorante.

Dans l'épaisseur du derme et situés probablement sur des plans différents, existent trois réseaux vasculaires à mailles excessivement serrées. Deux de ces appareils sont essentiellement *absorbants*, ce sont les réseaux *veineux* et *lymphatique*, le troisième est l'organe de l'exhalation, c'est le réseau *artériel*.

La peau est encore pourvue d'une couche sensitive, dans laquelle viennent se terminer et s'épanouir les nerfs de la sensibilité. Cette couche est constituée par un ensemble de petites éminences que l'on appelle papilles, très-distinctes aux pieds et aux mains où elles sont régulièrement distribuées, et moins visibles sur les autres régions où leur disposition semble tout à fait confuse.

On y trouve encore les organes nombreux de diverses sécrétions, c'est-à-dire, les glandes sudorifères, celles qui produisent l'humeur sébacée, et enfin les follicules pilifères.

Les premières qui se comptent par millions se trouvent accolées à la face profonde du chorion, de sorte que leurs canaux excréteurs sont obligés de traverser toute l'épaisseur de la peau pour verser leur produit à l'extérieur.

Les secondes occupent le parenchyme même de la peau, et fournissent une espèce d'humeur grasse qui sert à la lubrifier, et à en entretenir la souplesse et la flexibilité.

Enfin, ainsi que leur nom l'indique, les follicules pilifères sécrètent les poils. On sait sous ce rapport quelles différences nombreuses présentent les sexes et les individus.

Chacun de ces divers organes a sa pathologie spéciale; ainsi les érythèmes, la roséole, l'érysipèle sont des congestions du réseau vasculaire ; un grand nombre de colorations animales, telles que le vitiligo, certains nœvi, l'albinisme sont des lésions de l'appareil pigmentaire; la lèpre vulgaire, le psoriasis, l'icthyose sont des déviations de la sécrétion épidermique.

Les éruptions papuleuses, le prurigo ont pour siége la couche papillaire.

De même, les glandes sudoripares, les follicules sébacés et pilifères ont leurs maladies propres et assez distinctes.

Il semble que ce point de vue du siége de l'affection pourrait donner une base suffisante de classification des maladies de la peau; il n'en est rien cependant, à cause de l'incertitude où l'on est encore sur le siége primitif de quelques-unes de ces affections.

La considération de la cause est d'une grande importance, car elle est féconde en déductions pronostiques et thérapeutiques. Aussi a-t-on divisé le groupe des affections

cutanées en lésions traumatiques, difformités,
maladies parasitaires, scrofulides , syphilides
et dartres proprement dites.

Mais cette nouvelle division quoique fort
importante sous certains rapports est loin cependant de satisfaire à toutes les exigences
du programme, car quelle que soit d'ailleurs
leur cause, ces maladies empruntent à leur
siége anatomique, et même à leur expression
symptomatique une gravité différente, et ré-
clament des soins variés.

En conséquence, faisant momentanément
abstraction de la cause et du siége anatomique primitifs, quelques médecins bien inspi-
rés ont établi une classification fondée seulement sur la forme extérieure, c'est-à-dire sur
le symptôme.

Cette division, connue sous le nom de méthode de Willan et de Bateman, ne préjuge
rien sur la nature intime, propre de la maladie ; elle se contente d'en tracer un tableau
exact et presque minutieux, de manière à la
désigner nettement à l'œil de l'observateur.

C'est, si l'on veut, une espèce d'artifice métaphysique qui permet d'arriver promptement à classer et à dénommer une dartre déterminée.

C'est cette méthode, plus ou moins modifiée, que l'on adopte généralement ; c'est aussi celle que nous suivons.

En voici les principales divisions.

Toutes les affections cutanées connues se réduisent aux formes suivantes :

1° Taches rouges ou roses, plus ou moins nombreuses et plus ou moins étendues : EXAN-THÈMES.

Ce groupe comprend *l'érysipèle*, *la roséole*, *l'urticaire*, *l'érythème* et les accidents cutanés de la rougeole et de la scarlatine.

2° Boutons pleins d'un liquide séreux et transparent : VÉSICULES.

Dans cette classe se trouvent *l'eczéma*, la *gale*, *l'herpès* et l'éruption de la petite vérole à son début, de la suette, etc.

3° Boutons pleins de pus : PUSTULES.

Ils comprennent *l'impetigo*, *l'ecthyma*, *l'acné*

et l'éruption varioleuse à la période de suppuration.

4° Boutons pleins, sans cavité, et ne donnant en conséquence que du sang quand on les écorche : PAPULES.

Cette section ne comprend que le *prurigo* et le *lichen*.

5° Tumeurs diffuses ou circonscrites, susceptibles de résolution ou aboutissant fatalement à un ulcère phagédénique : TUBERCULES.

Cette classe comprend le *lupus*, *l'elephantiasis*, la *frambœsia*, le *molluscum*.

6° Ecailles étendues ou furfuracées : SQUAMES.

Dans cette classe se trouvent la lèpre vulgaire, le *psoriasis*, le *pithyriasis*, etc.

7° Taches de diverses couleurs ne s'effaçant pas sous l'impression du doigt : MACULES.

Sous cette dernière dénomination on réunit un grand nombre d'espèces assez distinctes, telles que le *purpura*, les taches hépatiques, certaines tumeurs érectiles, le masque des femmes grosses, etc.

L'idée fondamentale de cette division est la même que celle d'Alibert : ce dernier désignait, en effet, les dartres par une épithéte toute descriptive, et la plupart de ces dénominations sont demeurées dans la pratique. Telles sont les expressions de dartres *pustuleuse, rongeante, crustacée, squameuse, papuleuse*, etc.

Nous rappellerons, encore une fois, que ces groupes sont tout-à-fait artificiels, et qu'ils rapprochent sous une même dénomination des espèces très-différentes sous le rapport de la cause et du siége. Ainsi, certains herpès sont de nature scrofuleuse, d'autres sont le résultat d'une irritation locale ou apparaissent à la fin des maladies aiguës et sont considérés comme critiques. Enfin il en est quelques-uns qui reconnaissent pour unique cause l'envahissement de la peau par un parasite végétal de la classe des champignons.

Nous ne trouverions pas un seul groupe

auquel on ne put adresser un semblable reproche, mais cet inconvénient est amplement
compensé par la simplicité du système et par
sa clarté.

Rarement les dartres demeurent confinées
à la peau ; le plus souvent elles gagnent les
muqueuses qui n'en sont que la continuation
et atteignent les cavités viscérales. Rien n'est
plus commun que de les voir se jeter sur les
paupières et y constituer une ophthalmie des
plus opiniâtres, ou dans le conduit auditif et
à la longue provoquer la surdité.

Certains coryzas et quelques angines sont
aussi de nature dartreuse ; il en est de même
du vagin et même du col de l'utérus. Comme
nous le verrons plus tard, elles peuvent donner lieu à un écoulement leucorrhéique intaris-
sable, si l'on ne parvient à en saisir la véritable nature. Communément, ces affections n'in-
téressent pas la santé générale ; cependant, il
ne faudrait pas trop prendre à la lettre cette
opinion, car il a été établi qu'elles troublent
considérablement les fonctions exhalantes de

la peau et créent des prédispositions aux inflammations chroniques des membranes viscérales, et, en outre, quand elles sont très-étendues et très-prurigineuses, la sensation désagréable qu'elles éveillent incessamment empêche le sommeil, trouble les digestions et détermine un amaigrissement et un affaiblissement fâcheux.

L'irritation de la peau se transmet aussi de proche en proche jusqu'aux ganglions lymphatiques et y développe des engorgements chroniques qui finissent par s'abcéder et donner lieu à des ulcères suivis de cicatrisation vicieuse et fort désagréable.

On a vu aussi, assez souvent, les affections se lier à certaines maladies plus graves, telles que le scorbut, la goutte, le rhumatisme, certains états graves de la poitrine et du cerveau, et alterner, pour ainsi dire, avec elles.

Enfin, les souffrances, les lésions secondaires, les complications, peuvent acquérir un tel développement que l'épuisement arrive jusqu'au marasme et à la mort. Cette terminai-

son est cependant extrêmement rare, excepté
chez les vieillards et chez les individus affaiblis.

Les causes de ces diverses affections sont
tellement nombreuses et diverses, et leur action parfois tellement obscure ou contes-
table que l'on ne saurait rien dire de précis
à ce sujet. On sait seulement que l'hérédité, la
scrofule, la syphilis, l'âge, certaines affections
aiguës comme le rhumatisme, les fièvres
éruptives, etc., le contact de substances irritantes, certaines professions prédisposent à
ces accidents avec plus ou moins d'énergie.

Nous ne saurions, dans les étroites limites
où nous sommes obligé de nous renfermer,
aborder l'histoire des différents genres de der-
matoses que nous avons énumérés plus haut.

La plupart, d'ailleurs, sont des affections
aiguës qui disparaissent promptement, ou
bien des éléments pathologiques qui entrent
comme phénomènes accessoires dans d'autres
maladies ; enfin il en est quelques-uns comme
la gale, l'herpès circiné, le favus, le *pithyriasis versicolor* et même certaines formes d'acné

qui sont purement parasitaires ; or, ces diverses circonstances les placent en dehors de la spécialité de nos études et de notre pratique.

Il en est d'autres, au contraire, qui par leur opiniâtreté, par leur forme pustuleuse, tuberculeuse ou ulcéreuse, par la fatalité de leur marche et l'intensité de leurs ravages, semblent se rapprocher davantage des affections cancéreuses ou cancroïdales des téguments. A ce titre, nous avons eu l'occasion de les observer souvent, et de les étudier dans leurs diverses phases et leurs diverses variétés.

C'est de ces dernières seulement que nous nous occuperons ici.

I

DARTRE RONGEANTE

Cette affreuse maladie a reçu un grand nombre de dénominations.

Suivant la remarque du baron Alibert, quand une maladie est fréquente, quand elle cause des maux graves et nombreux, il semble que la langue devienne plus expressive pour la désigner. L'horreur qu'elle inspire donne plus d'énergie aux descriptions que l'on en retrace. De là vient que la dartre rongeante se trouve indiquée sous une multitude de noms qui peignent bien l'étendue et l'intensité de ses ravages. Telles sont les expressions de *herpes exedens*, *lupus vorax*, *herpes esthiomenus papula fera*.

Bateman l'a désignée sous le nom de *lupus*; ses diverses variétés ont encore reçu des noms différents. Ainsi *l'erythema excentricum* de Biett, et même l'*impetigo rodens* de quelques auteurs ne sont autre chose que des formes du *lupus*.

Ceux qui la considèrent comme étant toujours une des manifestations de la scrofule ou de la syphilis, la nomment *scrofulide* ou *syphilide tuberculeuse*. Nous lui laisserons son nom de dartre rongeante qui indique le phénomène le plus saillant de son évolution.

Dans sa forme principale elle débute d'une façon insidieuse. Un point de la peau, et ordinairement le visage et surtout les ailes du nez, rougissent et deviennent prurigineuses. Insensiblement, ce point érythémateux durcit, se gonfle et finit par donner lieu à une tumeur assez dure, arrondie, rouge, indolente, prurigineuse ou non et du volume d'un pois ou même d'une noisette.

La peau qui recouvre ce petit tubercule se tend, devient luisante et ensuite se fendille et s'ulcère. Assez souvent l'ulcération est précédée d'un soulèvement épidermique qui simule une pustule.

Aussitôt que le derme est mis à nu, il s'enflamme, se corrode et exhale un ichor fétide et excessivement âcre dont le contact irrite les parties voisines et n'est pas étranger à la propagation du mal.

D'autre fois cet ichor se solidifie sous forme d'une croûte, qui se reproduit aussitôt qu'on en provoque la chute et qui recouvre la totalité de l'ulcère.

La marche de cette affection est fort lente ; mais comme elle est extrêmement opiniâtre, malgré le traitement, elle gagne en longueur et en profondeur, détruit toute l'épaisseur de la peau, le tissu cellulaire sous-jacent, les muscles et même les cartilages et les os.

Pendant les premières périodes de la maladie, la santé générale est bonne ; les viscères essentiels à la vie semblent n'éprouver aucune atteinte de la part du lupus. Mais plus tard, quand les ravages locaux ont acquis une certaine étendue, les digestions se troublent ; il survient de l'amaigrissement, un dévoiement colliquatif, des infiltrations séreuses des membres inférieurs et le malade peut succomber aux progrès de l'amaigrissement.

Cette terminaison est surtout à redouter chez les vieillards ; ordinairement cependant l'on vient à bout de l'affection, mais le malade en garde toujours les stigmates indélébiles.

Cette circonstance est d'autant plus fâcheuse que le lupus affecte presque exclusivement le visage ; ce n'est que par exception qu'on le voit siéger ailleurs. Nous ajouterons cependant qu'il n'est pas très-rare de l'observer aux parties génitales de la femme où il a été décrit sous le nom d'*esthiomène de la vulve.*

La difformité qui en résulte est toujours donc très-apparente et irrémédiable, et demeure une cause de répulsion et de dégoût. (C'est un spectacle, dit le baron Alibert, bien digne de pitié que celui qu'offre l'hôpital Saint-Louis, lorsqu'on voit promener, dans les cours de ce vaste bâtiment cette multitude d'individus, dont le visage est affreusement défiguré, et qui sont privés, par la dartre rongeante, des traits les plus importants dont se compose la physionomie humaine.)

La forme que nous venons de décrire est la plus grave ; c'est le *lupus exedens* proprement dit.

Dans d'autres circonstances, les tumeurs sont plus petites, mais nombreuses et très-rapprochées ou même confluentes, et disposées d'une façon plus ou moins régulière mais tendant à la forme circulaire. Elles sont également arrondies, plus ou moins molles, rouges et prurigineuses. Après avoir persisté un certain temps, elles se flétrissent insensiblement, s'affaissent et finissent par disparaître.

Mais, chose remarquable, quand toute trace de tumeur a disparu, il demeure à sa place une cicatrice déprimée, profonde, inégale, décolorée et entourée d'un cercle brunâtre dû à une accumulation de pigment et qui ressemble à la cicatrice de la brûlure.

C'est le *lupus non exedens* des auteurs.

Une forme plus rare et encore plus remarquable est celle que Biett a décrite le premier sous le nom *d'erythema excentricum*, et que l'on désigne communément aujourd'hui sous les noms de *lupus erythémateux*, de *scrofulide érythémateuse*.

Celle-ci débute par une tache rouge luisante, qui occupe ordinairement la face. Cette tache s'efface à la pression pour reparaître immédiatement et est le siége de démangeaisons plus ou moins vives. En l'examinant attentivement, on voit quelle fait une légère saillie et le doigt constate qu'elle repose sur un fond de consistance spéciale ; assez souvent elle se recouvre d'écailles furfuracées qui la font ressembler à un eczéma ou à une espèce d'érysipèle chronique. Peu à peu cette tache s'agrandit et s'étend de manière à occuper une partie considérable de la face ; à mesure que les bords envahissent les régions voisines, son centre pâlit et s'affaise, mais, en même temps, il se déprime irrégulièrement et devient le siége d'une cicatrice bien apparente, qui, comme dans le cas précédent, n'a pas été précédée d'ulcérations.

Enfin, de ces trois formes nous rapprochons l'*impetigo rodens*, quoique la plupart des auteurs le considèrent plutôt comme une affection à forme pustuleuse.

Celle-ci débute comme la précédente par une rougeur et un gonflement qui affectent une prédilection marquée pour les ailes du nez et la joue ; sur cette rougeur turgide apparaissent plus tard des pustules qui, à la longue, se rompent et laissent exsuder une humeur plastique qui se solidifie sur place et donne lieu à des croûtes épaisses sèches et brunâtres: ces croûtes se multiplient, tombent et se renouvellent pendant un temps plus ou moins long, et enfin guérissent en laissant après elles des cicatrices indélébiles.

Les variétés que nous venons de décrire sont généralement des manifestations graves de la diathèse scrofuleuse; lorsqu'elles sont sous la dépendance du virus syphilitique, elles sont un peu moins fâcheuses, et révèlent un ensemble de caractères bien appréciables pour un œil exercé. Celles-ci se distinguent du tubercule scrofuleux par leur couleur rouge, sombre, cuivrée, par l'absence de douleur et de prurit, et par une bénignité relative.

Les tubercules peuvent être disséminés irrégulièrement sur tout le corps, ou se disposer par groupes affectant seulement quelques régions.

Elles sont susceptibles de résolution franche; mais, le plus souvent, elles laissent après elles une petite cicatrice précédée ou non d'ulcération. Quelquefois cependant, ces tubercules sont plus volumineux ; comme dans la scrofule ils se fendillent, et donnent naissance à des ulcères profonds, taillés à pic, qui rongent rapidement les tissus, et détruisent les muscles, les cartilages, les os, etc.

Au milieu de ces ravages locaux qui détruisent le nez, la joue et la voûte palatine, la santé générale est bonne ; il n'y a ni douleur, ni prurit, ni fièvre. On voit quelquefois des individus dont la voûte palatine se perfore, sans pour ainsi dire qu'ils en aient conscience.

Quelquefois l'ulcère au lieu de gagner en

profondeur s'étend en superficie et envahit des sections de peau plus ou moins étendues.

Dans ce cas, la syphilide est dite *serpigineuse*, tandis que la première porte le nom de syphilide *perforante*.

Ces accidents sont tardifs ; ils appartiennent à la période tertiaire de la syphilis et peuvent se montrer plusieurs années après les manifestations primitives.

En résumé, le lupus soit syphilitique, soit purement dartreux est essentiellement constitué par l'épanchement d'un suc particulier, accumulé dans les tissus, sous forme de tumeur ou étalé en nappe, qui, insensiblement, refoule les tissus normaux, en détermine l'atrophie et s'y substitue, et qui, après une certaine durée, se ramollit et se résorbe, ou bien, s'ulcère et disparaît en laissant à sa place une solution de continuité plus ou moins apparente.

Si l'on voulait donner de la dartre rongeante une définition générale, comprenant toutes ses variétés, il faudrait dire que c'est une maladie débutant par un tubercule, un érythème, ou une plaque pustuleuse, et aboutissant à une cicatrice, résultant d'un ulcère, ou d'un travail de résorption interstitielle opéré à ciel couvert.

II

TRAITEMENT.

La thérapeutique de la dartre rongeante comprend des moyens locaux et généraux.

Ceux-ci varient suivant que l'affection est de nature scrofuleuse, syphilitique ou purement dartreuse.

Contre la diathèse scrofuleuse, on emploie les tisanes amères et aromatiques de petite centaurée, de feuilles de noyers de trèfle d'eau ; les vins de quinquina et de gentiane,

On donne aussi le fer, les préparations iodées, mais le remède le plus efficace et le plus
souvent administré est l'huile de foie de morue
que l'on peut donner progressivement jusqu'à
quatre ou cinq cuillerées et même davantage
s'il ne trouble pas les digestions.

On administre aussi les bains excitants et
notamment les bains alcalins et sulfureux.

Le traitement local varie suivant l'énergie
et la phase de l'accident. Avant la période
d'ulcération on cherche à faire résoudre la tumeur avec les préparations iodées ou mercu-
rielles. On semble donner la préférence à la
pommade de Biett qui a pour base le biiodure
de mercure et dont la proportion varie suivant les cas depuis un huitième jusqu'à parties
égales.

On combat en même temps l'inflammation
et le prurit par les applications narcotiques
en liniments, en poudre, en cataplasmes, etc.

Enfin, quand l'ulcère est développé et qu'il
menace d'étendre ses ravages, on conseille
d'enlever avec le bistouri toute la région affec-

10.

tée et de cautériser ensuite profondément avec la pâte arsénicale ou toute autre préparation.

On peut arriver au même résultat à l'aide de ce seul moyen lorsqu'il est applicable.

Nous avons autrefois expérimenté ces divers procédés, mais leur infidélité, l'incertitude de leur action nous les a faits abandonner.

L'emploi de nos remèdes nous a toujours promptement réussi, soit que la dartre fut encore à l'état de tumeur, soit que l'ulcération fut déjà développée.

Quand l'affection est de nature syphilitique, le traitement général adopté par tout le monde est d'une grande efficacité.

On donne l'iodure de potassium, cet accident étant tertiaire, à la dose de un à quatre grammes par jour, en solution dans une tasse de tisane de douce-amère ou de saponaire.

On administre en même temps une préparation mercurielle, les pilules de Dupuytren ou la liqueur de Van-Swiéten.

On emploie aussi le mercure topiquement, soit sur les tumeurs, soit sur les ulcères ; on peut aussi recourir aux cautérisations superficielles.

Enfin on conseille aussi l'usage des eaux minérales sulfureuses, et un régime approprié, c'est-à-dire, le repos et la privation d'aliments excitants et de boissons alcooliques.

III

AFFECTIONS PUSTULEUSES DE LA PEAU

On désignait autrefois sous le nom de pustules toutes les petites éminences qui surviennent accidentellement à la surface de la peau quelle que fut la nature de leur contenu.

Cette circonstance explique les dénominations imposées à certaines maladies et qui nous semblent aujourd'hui si peu en rapport avec leur expression symptomatique : telles sont les affections désignées collectivement sous le nom de pustules syphilitiques qui peuvent être de nature érythémateuse, vésiculeuse, bulleuse, tuberculeuse, etc. Telle est encore la pustule maligne qui a pour point de départ une phlyctène, et qui à aucune époque de sa marche ne présente de pustule proprement dite.

Depuis les travaux de Willan et de Bateman, on divise les boutons qui surviennent spontanément ou dans le courant d'une autre maladie d'après la qualité de leur contenu, leur forme, leur volume et même leur composition. Quand le soulèvement épidermique ne contient qu'une humeur séreuse, il est dit vésiculeux, et pustuleux lorsqu'il s'y rencontre du véritable pus.

Les mêmes classifications ont divisé les pustules proprement dites en pustules *phlyzaciées* et *psydraciées*. Ces deux expressions sont fort anciennes dans la science, car on les trouve dans les écrits des médecins grecs ;

mais leur signification n'a jamais été ni bien précise, ni toujours identique. Quoiqu'elles soient encore fréquemment employées dans les discours ou les écrits de la médecine contemporaine, le sens que l'on y attache ne nous semble pas bien défini. Les pustules phlyzaciées sont, dit un auteur très-estimé, des pustules ordinairement larges, élevées sur une base un peu rude, circulaire, d'un rouge très-animé, et remplacées par une croûte dure, épaisse et d'une couleur foncée.

Les psydraciées sont au contraire des pustules petites, mal circonscrites, qui donnent lieu à une croûte sèche, mince et comme lamelleuse. Il est assez commun de voir les psydraciées former des groupes confluents, tandis que les premières restent ordinairement isolés.

Les maladies pustuleuses de la peau sont l'impétigo, l'ecthyma et l'acné. Elles se rencontrent aussi au nombre des accidents de la syphilis et de la scrofule et à la période de suppuration de la petite vérole.

IV

ECTHYMA

L'ecthyma est caractérisé par une pustule phlyzaciée, volumineuse, arrondie, entourée à sa base d'un cercle rouge et qui, quand elle s'est rompue, donne issue à un liquide purulent se desséchant sur place en donnant lieu à la formation d'une croûte brune sèche et épaisse.

On le divise en *aigu* et *chronique*.

Le premier est caractérisé par une éruption plus ou moins abondante de pustules, telles que nous venons de les décrire. Ces pustules occupent rarement la face ; elles affectent de préférence les pieds, les mains, les épaules, les fesses, etc.

Quand l'éruption est abondante, il est commun de la voir coïncider avec d'autres accidents cutanés, tels que des furoncles, cette espèce de panaris que l'on nomme vulgairement tourniole.

L'irritation cutanée peut aussi se transmettre aux vaisseaux lymphatiques, et donner lieu à des angioleucites, et à des engorgements ganglionnaires qui se terminent le plus souvent par résolution, mais qui peuvent cependant suppurer quelquefois.

Les pustules durent chacune en moyenne une huitaine de jours; mais si leur éruption est successive au lieu d'être simultanée, la durée générale de la maladie peut être assez longue et même elle peut se perpétuer pour ainsi dire indéfiniment et passer à l'état chronique.

Cette éruption s'accompagne assez souvent d'un léger mouvement fébrile, de lassitude générale, de dérangements digestifs divers, etc. Quand la suppuration est abondante, il survient des frissons erratiques et la plupart des autres phénomènes qui accompagnent la formation du pus.

Cette affection peut être confondue avec une poussée de furoncles, mais la confusion ne peut durer longtemps, car le clou ne tarde pas à prendre une forme acuminée caractéristique, à présenter à son sommet un point vésiculeux blanchâtre, à s'accompagner de douleurs assez vives et enfin, quand il s'est rompu, à donner issue à une quantité considérable de pus sanguinolent, et à une matière pulpeuse et grisâtre connue sous le nom de bourbillon.

L'ecthyma se distingue facilement de l'impétigo ; dans cette dernière affection, les pustules sont presque toujours confluentes et si elles sont discrètes, elles sont petites, psydraciées, en un mot.

Nous verrons plus tard comment on peut le distinguer de l'acné.

Enfin, on ne le confondra pas avec un pemphigus, car celui-ci a pour point de départ une bulle et aboutit non à une croûte mais à une écaille.

Les causes de cette affection sont l'irritabilité extrême de la peau, propre au jeune âge et au tempérament lymphatique et toutes les causes d'irritation de la membrane tégumentaire.

Telles sont l'application d'un topique irritant sur la peau d'un vésicatoire, de frictions avec la pommade au nitrate d'argent. d'emplâtre stibié, etc.

Enfin, nous ajouterons que c'est une des complications les plus fréquentes de la gale, surtout chez les jeunes sujets.

L'ecthyma aigu est toujours une affection bénigne ; mais il n'en est pas de même de la forme chronique.

Celle-ci s'observe chez les enfants affaiblis et élevés dans de mauvaises conditions d'hygiène, et se manifeste par l'apparition de pustules nombreuses, couvertes de croûtes brunes au-dessous desquelles existent des ulcérations profondes, atoniques, sans aucune tendance à la guérison.

Lorsque ces accidents sont assez nombreux, ou que leur succession a entretenu la maladie pendant un certain temps, il survient du dégoût pour les aliments, de l'amaigrissement, de la pâleur, des accès quotidiens de fièvre intermittente et même une véritable fièvre hectique. La mort même peut être la conséquence de cet état cachectique.

Les mêmes phénomènes, la même marche et la même terminaison peuvent être observés chez les vieillards ou chez les individus affaiblis par une longue maladie ou épuisés par les privations, les excès de travail et la misère.

Suivant que l'ecthyma chronique se rencontre chez les enfants ou chez les adultes, il prend le nom d'*ecthyma infantile* ou d'*ecthyma cachecticum*.

Dans les cas aigus on recourt avec avantage à l'emploi des émollients à l'intérieur et à l'extérieur.

Les pommades adoucissantes, les lotions mucilagineuses, les bains tièdes locaux ou généraux, soit simples, soit additionnés de son, d'amidon, de guimauve ; les tisanes d'orge, de chiendent ; les boissons acidulées composent le traitement le plus rationel et le plus efficace.

Dans les cas chroniques, les ressources de l'hygiène occupent le premier rang. On cherchera à changer, autant que faire se pourra, leurs conditions d'existence. On réparera leur organisme affaibli par l'usage du fer, du quinquina et des autres toniques, et surtout par une bonne alimentation.

Ces moyens suffisent quelquefois pour amener la guérison ; si, malgré leur emploi régulier, les accidents cutanés persistent, on les traite par l'usage de toniques astringents, sulfureux ou légèrement excitants.

S'il existe de larges ulcérations, comme cela se rencontre fréquemment dans l'ecthyma cachectique, on les traite avec succès comme les ulcères en général.

C'est surtout dans les cas excessivement rebelles à toute médication, et qui par leur gravité placent le malade sous la menace d'une terminaison fatale, que nous avons employé avec un succès inespéré nos topiques cicatrisants.

V

IMPETIGO

Cette dénomination qui, chez les anciens était synonyme de lichen, a reçu, dans le courant des âges, les significations les plus diverses.

L'école anglaise la définit : une éruption de pustules phlyzaciées, apyrétique et non contagieuse, affectant plus spécialement les membres.

Elle est très-commune et présente diverses variétés qui ont reçu des noms différents suivant leur forme et suivant leur siége.

Lorsque toutes les pustules sont isolées et distinctes, on le désigne sous le nom d'*impetigo sparsa*, et d'*impetigo figurata*, quand toutes les pustules réunies forment des groupes figurés. Ceux de la face et du cuir chevelu prennent les noms d'*impetigo larvalis* et d'*impetigo capitis*.

Cette affection est en général peu grave ;
aussi ne l'avons-nous mentionnée ici que pour
la différencier des autres éruptions pustuleuses
de la peau.

VI

ACNÉ

C'est la dartre vulgairement connue sous le
nom de *couperose* ou *goutte rose*. Bateman et
Willan, qui lui ont restitué la dénomination
d'*acné*, la définissent ainsi : affection caractérisée par la présence de pustules à base profonde et douloureuse, ne suppurant qu'imcom-
plétement et se terminant souvent par induration.

Cette affection a pour siége anatomique les
follicules sébacés ; aussi est-il d'usage aujourd'hui de comprendre dans ce groupe toutes les altérations de ces organes.

Grâce à cette considération, il sera aisé de concevoir que la même dénomination s'appliquera à des états très-divers, non-seulement comme nature, mais encore comme symptômes ; on y trouve, en effet, réunies des difformités, des inflammations franches, et de simples irritations fonctionnelles.

On la divise en acné simple, indurée, rosacée, hypertrophique, ponctuée, sébacée, miliaire, etc.

L'acné simple, vulgairement *bouton* de *sagesse*, est très-commune et connue de tout le monde.

Ce sont des boutons rouges, à base profonde, peu douloureuse, se disséminant sur les joues, le front, le nez, les épaules, etc. Ils persistent dans cet état pendant huit ou dix jours, et enfin se rompent en laissant échapper quelques gouttes de pus qui se concrètent sur place et donnent lieu à la formation d'une croûte sèche et mince dont la chute ne laisse après elle qu'une légère cicatrice sans profondeur et sans durée.

Le bouton en lui-même n'a donc rien de bien grave ; mais comme ses poussées se succèdent pendant fort longtemps, l'affection finit par devenir assez fâcheuse.

C'est surtout chez les adolescents qu'il est commun de l'observer ; l'opinion vulgaire veut qu'on les rattache à certaines habitudes de continence, mais il n'est pas possible d'établir aucun rapport entre cette cause et le résultat supposé.

L'acné indurée n'est que la forme précédente, qui au lieu de suppurer comme à l'ordinaire se termine par une espèce d'induration papulo-tuberculeuse persistant un mois ou deux, et aboutissant enfin soit à une résolution, soit à la suppuration.

Il est juste d'ajouter que, dans ce cas, le bouton est plus volumineux, plus rouge ; que ces deux phénomènes s'exagèrent sous certaines influences, et que la cicatrice qui lui succède est plus apparente et quelquefois même indélébile.

L'acné rosacée attaque presque exclusivement les personnes d'un âge mûr, et plus spécialement les femmes arrivées à la période de la ménopause.

Voici comment elle apparaît et se développe.

En regardant attentivement la partie qui commence à en être affectée, on observe dès le début une foule de petits points rouges qui correspondent à une petite élevure assez dure et acuminée ; dans l'intervalle de ces petites papules on constate la présence de lignes rouges, sinueuses, anastomosées entre elles et figurant un réseau à mailles assez serrées. Peu à peu les boutons dont nous avons parlé se multiplient, se rapprochent et finissent par se confondre avec les vaisseaux dilatés dont nous venons de parler, et produisent de larges plaques vineuses ou violacées, formant un très-léger relief au-dessus de la peau lisse ou rugueuse au toucher.

Ces plaques persistent quelquefois ainsi indéfiniment sans chaleur, sans douleur, sans démangeaison , et ne constituent qu'une difformité supportable.

C'est là un premier degré de l'affection ou l'acné rosacée proprement dite.

Dans d'autres cas, le tissu de la peau participe profondément à l'altération, et il en résulte un gonflement considérable ; en même temps quelques-unes de ces papules qui, par leur réunion constituent la plaque, se détachent des voisines, subissent une hypertrophie individuelle et constituent un tubercule volumineux ; le même travail s'empare de quelques autres points de la peau, et il se produit alors une tumeur volumineuse, rouge, violacé doublant ou triplant le volume de l'organe qui en est le siége, et se hérissant de masses tuberculeuses qui forment un ensemble hideux à contempler.

Tout le monde, du reste, a pu s'en rendre compte, et c'est un accident assez commun.

Ce deuxième degré constitue *l'acné hypertrophique* des auteurs. Plus rarement le gonflement s'opère sans bourgeonnement, et il

11.

n'en résulte qu'une augmentation assez régulière de la région.

L'acné ponctuée est constituée par une simple dilatation du follicule sébacé et de son orifice, due probablement à une augmentation de consistance de son produit, qui l'empêche de fluer normalement sur la peau. Cet état se présente surtout à la face et principalement au nez, sous forme de points uoirs ressemblant à des grains de poudre de chasse incrustés dans la peau.

Si on les presse assez fortement entre le pouce et l'index, la matière butyreusc accumulée dans la glande sort par l'orifice circulaire et s'y montre de manière à ressembler à une petitc masse vermiculée. De là vient sans doute l'expression populaire de *tirer les vers du nez*. Du reste l'examen microscopique est venu donner une espèce de confirmation inattendue à cette croyance vulgaire ; en examinant le produit excrété à un fort grossissement, on y trouve quelquefois une espèce d'arachnide dégradée, à forme helminthoïde, à laquelle les naturalistes ont donné le nom de *demodex*.

Cette forme de l'acné est très-commune ; peu de personnes n'en sont ou n'en ont été atteintes ; mais comme il n'en résulte qu'une très-légère difformité, c'est le plus souvent un petit désagrément que l'on se résigne à endurer. Cependant quand les points noirs sont volumineux, nombreux et rapprochés, il en résulte un aspect fort disgracieux et dont il est très-difficile de débarrasser les malades.

Quand le follicule ne se dilate pas en même temps que la glande, ou même qu'il vient à s'obturer sous une influence quelconque, la sécrétion continuant à s'accumuler dans la cavité sécrétante, donne lieu à une légère tumeur molle, indolente, rouge ou sans changement de couleur à la peau, et du volume d'un grain de millet, ou même de celui d'un petit pois.

Dans ce cas l'affection est désignée sous le nom d'*acné varioliforme* ; c'est le *molluscum contagiosum* de Bateman.

Comme le précédent, il occupe surtout le visage, mais on peut le trouver au cou, au sein, aux parties génitales, etc.

Cette petite tumeur se reconnaît facilement à la présence du point noir qui correspond à l'orifice, qui est presque toujours conservé , mais qui la plupart du temps n'est visible qu'à la loupe.

Cette légère affection est considérée comme contagieuse, et ce qui vient à l'appui de cette opinion, c'est que le microscope y a constaté la présence constante des sporules d'un champignon indéterminé.

L'acné sébacée est constituée par une simple exagération de la sécrétion folliculaire.

Les personnes qui en sont atteintes ont la peau du visage ou de toute autre partie du corps ou même du corps tout entier constamment baignée par un liquide d'apparence huileuse qui se reproduit aussitôt qu'on l'enlève. Le monde dit de ces personnes qu'elles ont la peau grasse. Rarement cette affection réclame par son intensité l'intervention de l'art.

Presque toujours, d'ailleurs, elle coïncide avec quelque forme de l'acné. Enfin, l'on a décrit des formes plus rares ; telles sont : l'*acné concrète* et l'*acné cornée*. Dans la première de ces variétés, l'humeur sébacée, au lieu de présenter cette fluidité normale qui lui permet de s'étaler en nappe à la surface de la peau, a acquis une consistance telle qu'elle s'y concrète sous forme de plaques molles plus ou moins étendues ; si cette plaque s'y dessèche et se parchemine, pour ainsi dire, l'acné est dite *cornée*.

Enfin on rencontre sur la peau du visage et même ailleurs de petites tumeurs grosses comme de petites têtes d'épingle, blanches, rondes, dures, indolentes et persistante indéfiniment. Si on les extirpe et qu'on en examine attentivement la structure on les trouve constituées par une petite poche fibreuse, arrondie renfermant une matière dure, homogène et comme charnue. De cet examen on conclut qu'elles sont dues à une altération indéterminée des follicules.

Les causes des diverses variétés d'acné sont très-obscures. Il semble quelles sont essentiellement dues à une disposition hypertrophique ou inflammatoire de l'appareil glanduleux de la peau.

La scrofule et le tempérament lymphatique y prédisposent. Certaines formes, comme l'acné simple et l'acné indurée sont l'apanage de la jeunesse, de la vigueur et de la santé.

La période menstruelle s'accompagne souvent, chez certaines, personnes d'une poussée d'acné qui disparaît avec sa cause pour reparaître à l'époque suivante.

L'acné rosacée et l'acné hypertrophique sont presque exclusivement observés chez les hommes de trente à quarante ans, et chez les femmes qui sont à l'âge critique.

On pense vulgairement que ces éruptions sont un des attributs de l'ivrognerie, mais cette étiologie n'a rien de fondé.

Il n'est pas non plus démontré que la continence, ou les aliments excitants prédisposent à cette affection.

Plusieurs auteurs distingués croient, non sans quelque raison, que l'acné est liée à quelque irritation viscérale. Darwin admettait même une *goutte rose gastrique* et une *goutte rose hépatique*.

L'hérédité a aussi une certaine influence étiologique ; on cite des générations successives dans la même famille qui en ont été affectées.

Les climats froids et humides ne sont pas étrangers à sa production, car il est plus commun d'en observer dans le nord de l'Allemagne et en Angleterre que dans les régions méridionales de l'Europe.

Enfin, dit Biett, il y a des causes plus directes, plus immédiates, dont l'action est surtout nuisible, quand il existe des prédispositions ; telles sont les applications de certains fards, les lotions avec des liqueurs styptiques ou astringentes, et en général l'abus de la plupart des cosmétiques dont les femmes se servent au déclin de l'âge.

Cette affection est tellement commune que

tout le monde la reconnaît à première vue. A la rigueur, on peut la confondre avec le *lichen agrius* et avec certaines formes du *lupus*.

Cependant on distinguera le lichen en se rappelant que la terminaison a lieu par exfoliation épidermique, tandis que l'acné se termine par la formation d'une croûte ou par induration.

Le lupus se distingue par sa localisation, son volume et la marche de son ulcère ou la forme de sa cicatrice, quand il n'est pas survenu d'ulcération.

Les accidents syphilitiques survenant au visage peuvent simuler une éruption d'acné ; mais on se rappellera que ceux-ci tenant à une cause générale, loin de se borner à une seule région, se disséminent sur toute la peau. Ils présentent en outre un rouge cuivré d'un aspect luisant et fendillé qui les fait aisément reconnaître.

Le traitement de cette affection demeure souvent impuissant, soit que les malades manquent de persistance, soit qu'ils ne veuillent pas se soumettre à un régime hygiénique convenable.

Il doit d'ailleurs beaucoup varier suivant la forme et l'intensité de l'éruption.

Dans les cas légers, et lorsque la maladie ne se lie à aucune disposition générale, ce qui est le cas le plus fréquent, les topiques suffisent.

On emploie avec assez d'efficacité les lotions légèrement excitantes pratiquées avec des eaux distillées, ou mieux encore avec des esprits de lavande, de sauge, de menthe, des teintures de benjoin, etc., étendus dans une certaine quantité d'eau.

Si l'affection résiste à l'usage prolongé de ces moyens on a recours à des préparations plus énergiques.

Voici quelques formules parmi les plus connues et les plus utiles :

    Pr. Eau distillée,   100 grammes.
         Sublimé corrosif,   1 gramme.
         Alcool,   Q. s.

en mettre une cuillerée à café dans un verre d'eau tiède avec laquelle on se lavera tous les matins.

Liqueur de Gowlaud.

Pr.	Amandes amères,	90 gramm.
	Eau,	500 gramm.
	Sublimé corrosif,	8 décigram.
	Sel ammoniac,	2 gramm.
	Eau de laurier-cerise, } Alcool, }	15 gramm.

Cette préparation, très-célèbre en Angleterre, depuis près d'un siècle, réussit aussi contre quelques autres affections cutanées.

Lorsque l'on veut s'en servir, on remue la bouteille et on verse quelques gouttes sur un linge fin avec lequel on se lave une ou deux fois par jour.

On peut aussi employer l'*eau rouge d'Ali-bert*, dont voici la composition :

Pr.	Sublimé corrosif,	4 gramm.
	Eau distillée,	500 gramm.
	Orcanette,	Q. s.

Pour colorer la solution.

Dans ces derniers temps on a beaucoup pré-
conisé l'emploi d'une substance nouvelle, l'iodure de chlorure mercureux, que l'on considère comme un spécifique.

Voici la formule usitée générale ment.

Pr.   Iodure de chlorure mercureux   75 centigr.
      Axonge,   60
      Mêlez.

Dans l'acné rosacée et hypertrophique tous
ces moyens sont rarement suffisants; c'est
pour ceux-là seulement que nous réservons
l'usage de nos résolutifs.

FIN.

TABLE